Inmunofitness

Inmunofitness

La salud también se entrena

JUAN RAMÓN LUCAS

zenith

Obra editada en colaboración con Editorial Planeta - España

© 2023, Juan Ramón Lucas

© 2023, Centro de Libros PAPF, SLU, - Barcelona, España

Derechos reservados

© 2023, Ediciones Culturales Paidós, S.A. de C.V.
Bajo el sello editorial ZENITH M.R.
Avenida Presidente Masarik núm. 111,
Piso 2, Polanco V Sección, Miguel Hidalgo
C.P. 11560, Ciudad de México
www.planetadelibros.com.mx
www.paidos.com.mx

Primera edición impresa en España: febrero de 2023
ISBN: 978-84-1344-217-4

Primera edición impresa en México: agosto de 2023
ISBN: 978-607-569-536-5

Impreso en los talleres de Impregráfica Digital, S.A. de C.V.
Av. Coyoacán 100-D, Valle Norte, Benito Juárez
Ciudad de México, C.P. 03103
Impreso en México – *Printed in Mexico*

Dejamos de temer aquello que hemos aprendido a entender.

MARIE CURIE

Sumario

Un regalo
(antes de empezar el libro)

Escanea el QR que tienes arriba y te enviaré un audio en el que te susurro al oído algunas claves que te harán dormir de forma que al despertarte sientas una paz y una energía que te llenen por dentro y te hagan brillar por fuera. Puede ser el comienzo de algunos cambios importantes en tu vida; a mí, al menos, me han servido.

Te espero.

1

De dónde venimos

Éste no es un libro de autoayuda. O al menos un libro de autoayuda al uso.

No pretende guiarte ni orientar tus pasos en una dirección supuesta e inequívocamente adecuada, tan sólo —que no es poco— deseo compartir contigo una experiencia personal que me ha resultado positiva y saludable, y lo sigue siendo, en realidad. Porque todas y cada una de las sugerencias e ideas que aquí te presento me las aplico a mí mismo en mi día a día. Y, de paso, aprenderemos juntos.

Compartir ensancha lo bueno tanto como estrecha la medida de lo malo. O más.

Como a Sabina, nos sobran los motivos

La pandemia nos ha cambiado la perspectiva sobre la salud y la forma de mantenerla y mejorarla. Hemos aprendido lo que es un virus y su capacidad de mortífera actuación, además de acostumbrarnos a términos como «anticuerpos» o «antígenos», y a hablar con normalidad de nuestro sistema inmunitario y las capacidades del organismo para defenderse mediante los hábitos saludables o las vacunas.

El año en que el mundo contuvo la respiración hasta el punto de que casi se asfixia, descubrimos el valor de las vacunas como vehículo de respuesta rápida y eficaz a una infección vírica que se expandía sin freno en un mundo globalizado, también para la enfermedad. La COVID-19 nos enfrentó a nuestra propia vulnerabilidad, pero nos enseñó que en salud social e individual se puede trabajar mejor si se aúnan los esfuerzos. Se alcanzaron vacunas en tiempo récord por ese empeño mundial en impulsar programas de investigación que llevaban ya tiempo en marcha. Existían ensayos de vacunas ARN mensajero y ADN para algunas enfermedades, pero sin perspectiva de que concluyeran en autorizaciones oficiales para uso general. La pandemia lo precipitó todo.

Cuando nace este libro, el virus, como el dinosaurio de Monterroso, sigue entre nosotros, aunque considerablemente atenuado en sus efectos mortales.

Gracias a las vacunas, ha dejado de ser un mal universal de dramáticas consecuencias. Y así ha sido, aunque el negacionismo se empeñe en abrir debates donde sólo hay ciencia, en enfrentar opiniones basadas en falsos mitos y en leyendas interesadas a la realidad de que la única barrera que ha podido con la COVID-19 ha sido la de la extensión universal de las vacunas.

Pero hemos ganado también en atención a la salud y afecto hacia quienes se ocupan y se preocupan por vigilarla, preservarla y hacer que mejore. Y, además, en conciencia sobre lo importante de empezar a mejorar nuestra propia salud.

Seguiremos sometidos al riesgo de pandemias. Aparecerán, sin duda, muchas otras. Y seremos capaces de afrontarlas gracias a lo aprendido en los años de la COVID-19. Hoy no albergamos dudas de lo prioritario que resulta preservar y mejorar la salud. La vida no se puede alargar, pero sí ensanchar viviendo lo más saludablemente posible.

Este libro puede ser una herramienta en esta dirección de mejorar nuestra calidad de vida y prepararnos para lo que pueda venir, incluido el inevitable envejecimiento de nuestro organismo. Nadie puede esquivar ese proceso, pero es relativamente sencillo enriquecerlo con unas cuantas pautas y hábitos testados por la ciencia y la experiencia personal.

El sistema inmunitario, esa parte de nosotros mismos encargada de vigilar que todo funcione adecuadamente y evitar que virus, hongos o bacterias se abran paso al interior de nuestro continente biológico, se puede entrenar. Puede ser adiestrado para realizar mejor su misión y, aquí, en estas páginas, vas a conocer cómo, por qué y con qué efectos.

Suena épico, lo sé. Pero es una forma de empezar a sintonizar con esa parte de nosotros mismos que se mueve a diario en la épica silenciosa de mantenernos con vida y que se llama sistema inmunitario.

Érase una vez

Diría que todo empezó una imprecisa madrugada de septiembre. Imprecisa en mi memoria, claro. Sé que era septiembre porque acababa de terminar el verano y andaba ya metido en el lío del trabajo, una labor nocturna, como era hacer el programa matinal de Radio Nacional de España. *En días como hoy* se llamaba. Me levantaba a las tres de la madrugada para ir a trabajar. Antes de desayunar, me daba un baño en la piscina de casa. No recuerdo cuándo ni por qué, un día que se suponía que ya no debía meterme más en agua fría porque empezaba a refrescar, decidí que iba a seguir haciéndolo. Como cuando fumas y un día te dices que ya no más y, al siguiente, insistes y tampoco enciendes el cigarro y al otro y al otro, y cada vez te cuesta más, pero lo haces porque te lo debes a ti mismo... o algo así. Cuando te das cuenta, ya has dejado de fumar.

El caso es que, pese a que despuntaba ya el frío del otoño, aquel día decidí meterme en el agua. Fue algo más incómodo, pero me sentí bien. La madrugada siguiente —te recuerdo que me levantaba a las tres— volví a hacerlo. Y me atreví la siguiente. Y las de después. El frío me afectaba cada vez más, pero empecé a descubrir que lo que en verano me refrescaba, ahora me estaba empezando a estimular. Casi sin darme cuenta me encontré en diciembre metido de lleno en esa liturgia del agua fría: un día sigue a otro, cada jornada te fuerzas un poquito más y, al final, la voluntad termina forjando el hábito.

Y no es fácil, no te creas. Estar en la cama calentito, que suene el despertador de madrugada, tener que salir y meterte en «ese agua» que a veces apenas rebasaba los cero grados requiere algo más que autoexigencia y voluntad de hierro: también tienes que vencer a tu propia conciencia que, muy razonable, te interpela para que le expliques con detalle semejante salida de tono. No es salida, te tienes que decir a ti mismo, es precisamente entrada. Entrada de tono, comienzo del día despierto y estimulado. Terminas hasta cogiéndole gusto a pisar la nieve en tu jardín.

Cuenta la escritora Natalie Goldberg, en su más que estimulante *El gozo de escribir*, que su maestro zen, Katagiri Roshi, le confesó un día que cada mañana se daba una ducha fría, «y cada mañana, al entrar me sienta como un tiro, pero resisto —añadió—. La cuestión es aprender a aguantarlo con valor y no dejarse ir». Es una forma de fijar algo tan provechoso como la voluntad y la medida de lo que puede llegar a compensar un esfuerzo aparentemente inútil. Pero no lo es, como aprenderemos juntos en este viaje que estamos comenzando.

Con la sangre en vigorosa carrera por venas y arterias

después del impacto del agua —te haces cargo, ¿verdad?—, nada mejor que un té, una infusión caliente y reconfortante como primera ingestión del día para darle bríos al sistema inmunitario, al que —ahora lo sé— había dejado bastante desconcertado con el agua fría.

Taza de té en mano y el cuerpo ya listo para afrontar la jornada, tocaba meditar. Lo hago a diario desde hace más de veinte años. Una honda crisis personal, aparentemente irresoluble, como todas las crisis profundas, me encarriló por esa vía. Me veía sin salida, perdido, enjaulado en una maraña que yo mismo había tejido para blindarme de sobresaltos y amenazas vitales. Me sentía pequeño y vulnerable. Un retiro silencioso sugerido por un psicólogo inteligente me dio la primera oportunidad de meditar. Desde entonces, como David Lynch, no he dejado de hacerlo ni un solo día.

Hay muchas formas de meditación, muchas escuelas y métodos, pero todos confluyen en el mismo hecho incuestionable y casi revolucionario: la atención centrada en un solo punto. Puede ser la respiración, pueden ser tus movimientos en ese momento, puede ser la palabra de alguien que te guíe, lo importante es que la atención se fije en algo concreto. Aprendes a concentrarte y a atender. En definitiva, a vivir. Sobre todo el presente, que es en realidad lo que nos toca.

A veces salgo a correr o voy al gimnasio a boxear antes de meditar. Algo más de temperatura corporal predispone a la mente silenciosa. Un par de tragos de té y a la calle. O a enfundarme los guantes.

Desde muy joven, adolescente, he practicado deporte. En el cole era el torpe, al que ponían siempre de portero en el patio, pero me gustaba la bici y más tarde me apunté a judo y a natación. Descubrí que, si para lo colectivo tenía limitaciones, en deportes de concentración y responsabilidad personal, me sentía cómodo. Con el tiempo me habitué a la práctica y terminé haciendo triatlones. Ya no tengo tiempo para la disciplina tan estricta que requiere el triatlón, pero correr, o al menos pasear, y boxear o montar en bici, siguen siendo actividades que practico con frecuencia. El ejercicio, en todo caso, a diario. Ya es un hábito. Cuando no tengo demasiado tiempo, paseo. Aunque sea por casa, como un león enjaulado.

Pero nada de esto permitiría avance alguno sin el arma esencial para reponer el arsenal de nuestro sistema inmunitario, sin lo que el neuropsicólogo Matthew Walker llama el mayor esfuerzo de la Madre Naturaleza contra la muerte: el sueño. Realmente creo que no somos conscientes de la enorme importancia que tiene el sueño, de su papel vital a la hora de determinar por dónde irá nuestra salud. El sistema inmunitario, ese que queremos y podemos —y debemos— entrenar, necesita el sueño como el aire o el alimento de cada día. Su ausencia, o su pobreza, terminan destrozándolo. O, lo que es lo mismo, destrozándonos a nosotros, porque el sistema inmunitario es, en realidad, la expresión viva y natural, biológica, de nosotros mismos. Somos nuestro sistema inmunitario: sin su compleja disposición de defensas, contraataques, estrategias biológicas o inteligencia celular, estaríamos muertos desde el momento mismo de nuestro nacimiento. O antes incluso.

El sueño, por tanto, es clave; en realidad, es piedra angular en lo que aquí quiero compartir contigo, que es el deseo de mejorar la vida por el camino de hacerlo mediante el sistema inmunitario.

Y tan clave es el sueño como la alimentación.

Procuro comer sano. Lo que no hay que asociar inmediatamente con comer aburrido o hacerlo con limitaciones o disciplinas de monje budista. Hay mucha leyenda y quizá demasiado desconocimiento en esto de la alimentación y sus cuidados. Comer sano no es privarse de buena comida, sino ejercitar el hábito de elegir lo saludable. Hace años, cuando me preparaba para correr un medio «Ironman» —que es una prueba de triatlón en el que recorres dos kilómetros nadando, después noventa kilómetros en bici y terminas con veinte kilómetros de carrera—, un amigo entrenador me sometió a una dieta estricta que lo limitaba todo a lo indispensable para el desarrollo muscular, sin concesión alguna a grasas, azúcares o carbohidratos. El resultado fue espléndido, porque perdí peso —hasta diez kilos— y conseguí en apenas tres meses acabar con casi toda la grasa corporal innecesaria. Me quedó un cuerpo envidiable y gané en fuerza física y reflejos. Acabé la prueba, lo que dada su dureza y mi lejanía de las élites del triatlón, no dejó de tener su mérito. Pero aquello fue un entrenamiento, y el esfuerzo y la disciplina se orientaron en esa única dirección. No es necesario privarse ni una disciplina estricta si lo que se pretende es mantener y hasta mejorar el sistema inmune. Simplemente, actuar con cabeza.

Si yo puedo, tú puedes

El entrenamiento del sistema inmunitario consiste básicamente en aplicar el sentido común a nuestra vida cotidiana. Y esforzarse un poquito, claro, pero tampoco se trata de competir, sino de trabajar con el objetivo tan estimulante de estar un poco más cerca de disfrutar de la vida, de ser un poco más felices.

La felicidad no es una meta, sino parte del camino vital. No está la especie humana programada para ser feliz, porque entonces dejaría de estar en guardia y sería aún más vulnerable (nunca lo vemos así, pero es nuestra genética). Otra cosa es que podamos alcanzar estados de felicidad prolongados, ráfagas de tranquilidad y sosiego interior, un ánimo positivo y optimista, o hasta un carácter de alegre vitalidad que nos permita afrontarlo todo —incluso lo más grave, lo más duro, lo más espantoso que te puedas imaginar— con una mejor disposición física y anímica. Ambas están perfectamente comunicadas. Podemos ser más felices cuando toca y estar más armados en momentos de adversidad.

Sentido común, insisto; intuición, también, y algo de disciplina. Casi todos podemos saber, fijándonos un poco, qué nos sienta bien y qué no, qué nos satisface y qué nos disgusta. Incluso qué nos gusta, aunque sepamos que no nos sienta bien. Y también cómo superar esa duda a costa de un pequeño esfuerzo, que siempre termina compensándonos. Una mente sana, un cuerpo alimentado y cuidado, una actividad física, si es posible en contacto con la Naturaleza —el regalo de un paseo, un viaje, un baño en una cala o un inesperado recorrido andando por algún sitio por el que habitualmente pasemos en coche—, enriquecen nuestro sistema inmunitario **adaptativo**, que es el que refuerza las defensas con las que nacemos, el sistema **innato**. Ese micromundo se puede y se debe activar. Y una vez esté activado, se irá alimentando a sí mismo facilitando el camino a la voluntad y convirtiendo en hábitos saludables lo que al principio son esfuerzos positivos.

La paleoantropóloga María Martinón Torres sostiene que nuestra anatomía ha entrado en obsolescencia por el desajuste entre la biología y nuestro estilo de vida. El sedentarismo es el origen de la mayoría de nuestras patologías actuales, por eso la actividad, una alimentación saludable, una mente sana y, sin duda, el recurso a los avances de la ciencia para el progreso de la salud son herramientas esenciales para conseguir si no alargar la vida, que quizá también, en tanto fortalecemos el sistema inmune que nos la procura, al menos ensancharla, como dice el doctor Jorge Font, de quien tomo prestada tan feliz expresión.

Nos gusta vivir, no sólo responder en positivo al instinto de supervivencia. Por eso hay que colaborar consciente y decisivamente con el sistema inmunitario, que somos nosotros mismos.

Entrenarlo es la mejor manera de vivir saludable y atento. Salud y atención son los instrumentos más eficaces para alcanzar algo parecido a la plenitud.

No se trata de desarrollar un músculo determinado o armarse de una habilidad única, sino de vivir regalándote a ti mismo pequeños sorbos de vitalidad, que a su vez irán llamando a otros y, éstos, a otros más, hasta que tu propio organismo, con el apoyo de una voluntad cada vez más entregada, disponga con orden y conciencia de los medios necesarios para mejorar la alimentación de su sistema inmune. Si además tiramos de la ciencia médica y su capacidad de reforzarnos frente a la enfermedad, con las vacunas o los tratamientos que se van desarrollando, habremos completado el ciclo de prevención y refuerzo del sistema inmunitario que llamamos «**inmunofitness**», o sea, la gimnasia que desarrolla y refuerza nuestro sistema inmunitario.

Yo empecé a hacerlo sin una mirada global o un propósito amplio de mejora de salud. Simplemente porque me sentía bien, porque lo que hacía me procuraba resultados en un tiempo razonable y en algunos casos de forma inesperada. Por intuición y, como suelo decir, sentido común.

La salud se puede entrenar y, con ese propósito, te invito a este viaje. Te aseguro que al final habrás descubierto lugares de ti mismo inesperados y efectos en tu interior que ahora quizá intuyas o imagines, pero que superarán de largo tus expectativas.

Uno no se mete en agua helada en invierno sólo para demostrarse algo a sí mismo. Tú establecerás tu propia medida: ya verás cómo, sin darte cuenta, rebasas lo que creías tus propios límites.

Ser o no ser: o conmigo o contra mí.
Esto es el sistema inmunitario

Antes de iniciar el viaje, vamos a consultar el mapa. Es importante una visión global. Y algo de olfato. Más adelante te explico lo del olfato, porque te va a sorprender.

Salvar nuestro mundo interior

Nuestro cuerpo es un paraíso para millones de organismos, como bacterias y virus, que están deseando colonizar los extensos territorios húmedos y cálidos que alberga el mar espeso de células que lo compone. Dentro de cada uno de nosotros hay un mundo. En realidad, la mayor parte de los seres vivos pluricelulares somos un sistema biológico perfectamente organizado para su fin, que es la continuidad de la especie por la vía de la supervivencia y la reproducción.

Todos los seres vivos tenemos algún tipo de mecanismo interno de defensa. Todos. Todos estamos preparados para repeler ataques exteriores. Como a nadie le gusta que le colonicen sin permiso, la Naturaleza ha dispuesto sistemas de defensa interiores y exteriores, murallas vivas, para garantizar la supervivencia de todos los seres ante la posibilidad de invasiones dañinas o mortales. Su etimología define perfectamente su función: procurarnos inmunidad en la mayor medida posible.

El sistema eres tú

En rigor, no es que tengamos un sistema inmunitario que nos protege. En realidad, nosotros somos el sistema inmunitario. Es una herramienta para distinguir al otro del yo.

¿Esto qué implica? Pues reconocer de entrada que, como dice la académica y catedrática de Inmunología África González Fernández, autora de *Inmunopower. Conoce y fortalece tus defensas*: «Cada organismo es una fábrica única que responde de un modo algo diferente a los mismos estímulos; esa variabilidad protege a la especie a largo plazo». Pero es cierto también que hay factores externos y mecanismos internos que nos afectan o nos definen en términos de similitud biológica.

Y en ello nos vamos a centrar.

Empecemos por definir qué es y qué hace el sistema inmunitario. Básicamente, se trata de un mecanismo de defensa magníficamente organizado. «Junto con el sistema nervioso, son los dos más complejos de nuestro organismo —afirma la doctora González Fernández—, y además los dos únicos que tienen memoria a largo plazo.»

Como todos los procesos biológicos, el sistema inmunitario no es, pese a su precisión y complejidad, absolutamente perfecto; a veces, falla. Pero su acción y, a largo plazo, su entrenamiento (tiene una plasticidad que permite que se refuerce o debilite por estímulos exteriores, como la gimnasia, o **inmunofitness**, y la acción de las vacunas, importantísimas) permiten que nuestros procesos vitales se desarrollen con normalidad a pesar de los muchísimos enemigos exteriores que nos acechan. Gracias a él, estamos sanos.

Su función principal es preservar la salud defendiendo al organismo frente a ataques externos de virus o bacterias, y también internos, como tumores con alteraciones provocadas por mutaciones, hacer limpieza de células envejecidas y dañadas, reparar heridas y alertar —activándose— ante señales de peligro. Tiene además la misión de regular la **microbiota** y el sistema nervioso. Lo de la microbiota es muy importante, como veremos. Te anticipo ya que es el fruto de un plan de intercambio: tú me proteges de los que vienen a molestar, a robar o a matarme y yo te doy casa y comida. La microbiota son bacterias, en general no patógenas, que viven en nuestra piel y mucosas, como en el aparato digestivo (sobre todo el intestino; ahí hay una vida secreta escandalosamente deslumbrante), y su misión es guardar la viña: producen vitaminas, regulan el metabolismo, organizan la digestión de alimentos y, lo que aquí más nos importa, se relacionan con el sistema inmunológico en una suerte de acuerdo mutuo de protección y colaboración.

Albergas multitudes

El cuerpo humano tiene de media unos cuarenta billones de células. ¡Cuarenta millones de millones! Para que lo veas bien: 40.000.000.000.000. Tanto material nos conforma, pero, al mismo tiempo, teje una interesantísima y eficaz red de relaciones.

Supongo que alguna vez has leído que somos mayoritariamente agua. Bruce Lee nos sugería en un conocido anuncio que fuéramos agua, para que todo fluyera, para hacerlo nosotros mismos (*Be water, my friend*), pero en realidad casi todo nuestro cuerpo es ya agua: la mayor parte del cerebro es agua, la sangre, por supuesto, hasta la piel lo es. Los billones de células contienen agua —más de la mitad de las moléculas de una célula es agua—, pero también se mueven en un ecosistema líquido, espeso, a través del cual se realizan las funciones microscópicas que nos dan y mantienen la vida.

«LO PEQUEÑO ES HERMOSO»

En esto de la biología, el profano —yo lo soy, todo esto que te cuento lo he aprendido y lo comparto contigo para entender y poder explicar lo que hago y me ayuda a vivir mejor— experimenta la misma fascinación que ante las dimensiones inabarcables del espacio, pero en sentido inverso. Nos hablan de años luz, de distancias inimaginables, de planetas y universos lejanos y misteriosos que escapan a nuestra posibilidad de alcance, incluso mental. Aquí nos enfrentamos a la realidad de un mundo interior incomprensiblemente pequeño, microscópico. Cada una de los cuarenta billones de células que componen un cuerpo humano está, a su vez, compuesta de decenas de millones de moléculas, ¡decenas de millones! La mitad son de agua y la otra mitad, de miles de tipos distintos de proteínas, cuya misión depende del tipo de célula del que formen parte, así como de lípidos, carbohidratos y unos pocos oligoelementos (hierro, zinc, magnesio, etc.). Las proteínas —seguimos bajando— están compuestas de cadenas de aminoácidos, moléculas presentes en todos los procesos biológicos. Una proteína puede estar compuesta por entre varias decenas o hasta veinte mil aminoácidos. ¿Cómo se organiza el trabajo de cada célula? ¿Qué proteínas serán necesarias para qué misiones y en qué momentos? Pues eso será misión del código genético, el ADN que lleva cada célula en su núcleo, que informa a unas proteínas capaces de leer ese código, que a su vez crearán otras moléculas, llamadas ARN mensajero, para que produzcan proteínas siguiendo las instrucciones de dicho código. Y todo esto es real y se produce en nuestro interior. El profesor Carlos López Otín me dijo en una ocasión que si desplegásemos el ADN de una sola de nuestras células, su extensión sería mayor que nuestra altura.

La precisión de los procesos internos de cada una de nuestras células, no sólo las del sistema inmunitario, responde a un orden biológico preestablecido, fruto de la evolución de millones de años de vida y las necesidades de supervivencia y prolongación de la especie. No es la inteligencia de las propias células, sino el músculo evolutivo, el avance de la biología en la dirección correcta. Lo digo porque en realidad las células, como subraya el divulgador alemán, Philipp Dettmer, son en sí mismas bastante tontas. Se mueven por reacciones muy primarias. Otra cosa es funcionar como un sistema organizado. Y ésa es nuestra realidad interior y exterior: vivimos y sobrevivimos gracias a la eficacia de ese sistema. Un solo jugador, sobre todo un defensa, no gana un partido, pero un equipo ordenado puede ser invencible. Y nuestro sistema inmunitario, o sea, nuestro «yo» que identifica al otro y se guarda de él, lo es ciertamente. Tiene sus fallos, que además pueden ser mortales, pero su eficacia es incuestionable. Ahora mismo, mientras lees esto, tu sistema está trabajando en tu bienestar. Quizá notes alguna hinchazón en un brazo, molestias en un pie después de correr o hasta escozor y picor por debajo del codo. Todo responde a lo mismo, a la disciplinada acción de alguno de los cuarteles de tu sistema inmunitario.

El de serie y el listo

Para empezar, aclaremos ya que hay un sistema inmunitario con dos tipos de respuestas, una denominada **innata** y otra **adaptativa**.

La primera es la que contiene las defensas que se despliegan al primer ataque. Son las primeras que diferencian el yo del otro. Es la que tenemos de serie por el simple hecho de estar vivos. La respuesta **adaptativa** es más especializada, de más nivel, y se va perfeccionando con el tiempo. Se podría decir que es la élite. Evoluciona según las necesidades y se puede entrenar y mejorar. Es más lista, eso también, y, una vez identifica a sus enemigos, sabe cómo combatirlos o encuentra la forma de conexión con el sistema celular para crear las proteínas específicas para enfrentarse a cada agresión.

Fuera de nosotros mismos, el mundo está lleno de peligros. No sólo esos en los que piensas, que también. Peligros microscópicos, tan invisibles como reales: bacterias, virus, hongos, parásitos (algunos incluso muy grandes, como la tenia), que están por todas partes, cuyo objetivo es colonizar algún rincón de nuestro cuerpo o comérselo. Estamos rodeados de ellos. No podemos dejar que nos asalten así como así.

Pero también, como te decía antes, hay que mantener la disciplina interior. Además de defendernos de infecciones y venenos, dentro hay que sostener un orden. El cáncer, por ejemplo, esas inesperadas e inexplicables mutaciones de células que, como Michael Douglas en *Un día de furia*, enloquecen sin control y se vuelven contra el cuerpo del que forman parte, han de ser monitorizadas y vigiladas por el sistema inmunitario. Naturalmente, a veces puede fallar, pero ésa es una de sus misiones principales, como lo es también la reparación de las lesiones internas y la limpieza del campo de batalla.

Primera línea

El primer muro que levantamos es el de la piel. Las mucosas blindan las entradas, porque, aunque se llamen así, no están sólo en la nariz: mucosas hay en todas las posibles entradas al interior de nuestro cuerpo, y parte de las mucosas defensivas son también la saliva, las lágrimas o el sudor, que contienen antibióticos naturales. Un dato, así, por curiosidad, ¿sabes cuánta saliva producimos al día? Pues entre medio litro y un litro y medio.

Junto a piel y mucosas, o sobre ellas, está la microbiota que te presenté líneas atrás como parte de un pacto de supervivencia entre organismos externos y el cuerpo que se comprometen a defender.

De modo que nos encontramos de entrada ante un despliegue de antimicrobios enemigos —quédate con el nombre de **patógenos**—, del que forma parte una coraza llamada piel, dura y cubierta de trampas venenosas y unas mucosas que actúan como foso antiasalto, o, si nos vale la imagen, unas arenas movedizas de acceso al interior en las que perecen la mayor parte de los enemigos que osan adentrarse. Las pestañas y los pelos de la nariz también ejercen una función de barrera, igual que dentro de los bronquios, los **cilios** protegen las vías respiratorias. Esos cilios, por cierto, se paralizan por el tabaco. Es una de las primeras consecuencias visibles e indiscutibles del hábito de fumar: reduce tus defensas pulmonares. Y los pulmones son, junto a los intestinos, el otro gran río de entrada de bacterias y virus en nuestros preciosos y valiosísimos mundos interiores.

Muchos de los enemigos que nos acechan se han quedado a vivir en la piel. Si tu ojo fuera capaz de captar todo lo que existe, te asombrarías ante la cantidad de pequeñas criaturas, seres diminutos que acampan en tu exterior dispuestos al asalto a la primera oportunidad. Millones mueren incapaces de sobrepasar la dureza del caparazón de la piel, cuyas células, en constante proceso de renovación, producen sustancias antibióticas llamadas **defensinas**, y el despliegue de ácidos, sal y otros antibióticos que hacen de ella un paraje inhóspito. Pero en ocasiones consiguen entrar. Es entonces cuando se activa la segunda línea de defensa, esa parte que traemos de serie y que reacciona automática y contundentemente en cuanto se produce una incursión enemiga.

¡A por ellos!

Esta segunda línea es la primera interior de nuestro sistema inmunitario y ejecuta la parte inicial del inteligentísimo proceso de respuesta defensiva ante un ataque enemigo, entendiendo por tal la incursión de cualquier forma de vida que no sea reconocida como parte del universo del «yo». Los patógenos invasores son recibidos como merecen por los llamados **macrófagos**, una especie de elefantes de Aníbal, la mayor de todas las células inmunitarias que tenemos, particularmente voraces. Estos «grandes comedores» devoran enemigos vivos y células muertas. Las bacterias invasoras caen a millones devoradas por los macrófagos, que se activan en cuanto detectan alguna presencia exterior. Para que vengan a ayudarlas, lanzan señales de alerta mediante unas sustancias que actúan como hormonas denominadas **citocinas**.

Inmediatamente después, estas unidades de choque reciben el apoyo de los **neutrófilos**, que viajan tranquilamente por la Venecia viva de la sangre hasta que les llega la información de que se requieren sus servicios. Entonces se activan y de tranquilos viajantes a la espera de destino se convierten en máquinas de matar enemigos con un vigor tal que a veces la emprenden también con el entorno y hasta con compañeros de filas. Es como la quimioterapia agresiva: para acabar con las células cancerígenas te cargas a veces lo que hay alrededor. Afortunadamente, la pasión ejecutoria de estos neutrófilos, que son los grandes productores de pus —células blancas que luchan contra los microbios—, consumen tanta energía que se agotan rápido y mueren pronto. El pus es precisamente eso, una amalgama de neutrófilos muertos, microorganismos, restos de la batalla y líquido intercelular. Eso sí, hay muchos de recambio: tenemos unos mil millones por cada kilo de peso. En mi caso, unos ochenta mil millones, que no son pocos.

La hinchazón que notamos tras un golpe o una herida es en realidad una reacción intencionada del sistema inmunitario. La provocan precisamente estos dos primeros defensores de la respuesta inmunitaria **innata**. Las zonas heridas se inflaman porque el sistema abre las compuertas de la sangre para que inunde la zona afectada y al mismo tiempo le indique al cerebro que envíe señales de dolor a través de las células nerviosas. El cuerpo ya está avisado. La inflamación es un mecanismo de defensa primario que se suele producir como primera medida preventiva del sistema inmunitario para localizar el lugar del ataque y movilizar a las fuerzas —células— defensoras. Con algunas excepciones, como el cerebro, el ojo, la médula espinal o los testículos, donde cualquier inflamación podría ser muy peligrosa.

Lo habitual es que este despliegue de acción rápida sea suficiente para detener la invasión, al menos en su forma inicial, más agresiva, pero hay que tener en cuenta que los enemigos también aprenden y, aunque pierdan la batalla, las bacterias y los organismos invasores son capaces de recomponerse y variar de estrategia si sobreviven a la limpieza de restos de la que se han encargado las células del sistema inmunitario.

En esta acción defensiva, las células combatientes se van a encontrar con el apoyo imprescindible de las llamadas «proteínas de complemento», que vagan por la sangre de forma inactiva, pero que se ponen en marcha en cuanto detectan patógenos o cuando los anticuerpos (ya veremos lo que son) las dirigen al enemigo. Tenemos una cantidad que se acercaría a los veinte billones, con la misión de activar y apoyar materialmente a los macrófagos, neutrófilos y otras células en su labor de rastreo, detección y eliminación de patógenos.

Es en este momento cuando te presento a las llamadas **células dendríticas**. Su misión es fundamental. Son las encargadas de recoger la información obtenida en el campo de batalla y trasladarla a los centros de decisión que se encuentran en el sistema linfático. Ellas también participan en la defensa, como sus colegas de infantería, los **macrófagos** y **neutrófilos**, pero tienen además la misión de informar. Son como soldados espías cuyo papel —y eso es importantísimo— es también conectar los dos tipos de respuesta, la innata y la adaptativa. Con esto ya te doy una pista de por dónde va este último, que es el que más nos interesa, porque es el que aprende, despliega estrategias y podemos entrenar.

Los servicios de inteligencia

Pongamos que ha habido éxito en el rechazo a esta primera incursión. Lo celebra nuestro cuerpo, aunque no seamos nosotros muy conscientes de la relevancia de esa victoria, pero el mismo no deja pasar la ocasión de aprender de lo vivido.

Entramos ya en el territorio de la respuesta inmunitaria adaptativa.

Una vez tomadas las muestras recogidas en el campo de batalla, las células dendríticas inician un viaje de vuelta para analizarlas. Se guiarán por el tacto y el olfato —es una forma de hablar, aunque no se aleja mucho de la realidad, como ahora veremos—, pero también el gusto, para identificar las características del enemigo y detectar por qué senderos intercelulares debe realizar su recorrido. Su destino es el **sistema linfático**, porque es ahí donde se encuentran los centros de decisión y trabajo, así como la biblioteca del sistema inmunitario, donde hay tantos volúmenes como enemigos reales o potenciales, presentes o futuros, que podamos tener. Este sistema es una red de varios kilómetros —no es una errata, sí, varios kilómetros— que se distribuye por todo el cuerpo. El sistema linfático está conectado con el **sistema sanguíneo**, y ambos son las autopistas o carreteras por las que viajan los integrantes de nuestro sistema inmunitario. En esta estructura de inteligencia y estrategia que es el sistema linfático, están los llamados **ganglios linfáticos**, el lugar donde se reúnen las células defensoras para decidir cómo y sobre qué actuar. Un órgano esencial de este sistema es el **bazo**, fundamental pese a la extraña creencia popular de que no sirve para mucho. Supongo que responde a la idea de que si te lo extirpan puedes seguir viviendo. Y así es, pero no sin el apoyo de vacunas contra ciertas infecciones y tal vez antibióticos preventivos. El bazo tiene como misión detectar patógenos en la sangre que filtra y activar la creación de **anticuerpos** de manera rápida y eficaz tras activarse las **células B** (que ahora te presento).

La **linfa** es otro de los grandes olvidados de nuestro sistema de defensa. Es, como la sangre, un líquido que circula por todo nuestro organismo, fundamentalmente agua. Su color es blanco o transparente porque no contiene, como la sangre, glóbulos rojos, sino sólo **leucocitos**, los blancos. La linfa es en realidad el exceso de líquido existente entre las células, que se filtra a través de los capilares y la grasa procedente de los alimentos que ingerimos. (Quizá te suene la palabra «linfedema» como efecto secundario de una operación de cáncer de mama. Es la consecuencia de esa cirugía, si, como sucede a menudo, se han alterado las vías de drenaje de la linfa.)

Los famosos anticuerpos y los no menos famosos antígenos

En la médula ósea nace también otra de las armas de destrucción masiva que forma parte de la estrategia inteligente de la respuesta inmunitaria adaptativa. Se trata de los **linfocitos B**, las células encargadas de producir y transportar en su membrana a un anticuerpo, cuya misión es reconocer a un antígeno. Luego, esa célula B se activa, se agranda (son células plasmáticas) y produce muchos anticuerpos específicos contra ese enemigo. Podemos producir «miles de millones» de linfocitos B diferentes, cada uno con un anticuerpo distinto; por tanto, siempre habrá alguna célula B que pueda reconocer al antígeno que ha entrado.

Pero los anticuerpos realizan muchas otras misiones en el sistema inmunitario, porque, además de atacar, vigilan. No entraré en muchos detalles —no soy científico y no quiero transitar por caminos en los que pueda perderme o despistarme del objetivo principal de este libro—, pero sí que apuntaré algunas de las misiones de estas pequeñas criaturas esenciales.

En primer lugar, obviamente, está la defensa. Los anticuerpos activan las proteínas de complemento que hemos visto en páginas anteriores, que harán «agujeros» en las paredes de los patógenos, pero también son los encargados de limitar y hacer bajar la inflamación. Además, realizan un papel de vigilancia esencial en las entradas a través de las mucosas, deteniendo y eliminando agresores antes de que se asienten con aviesas intenciones si han sobrevivido a las trampas permanentes que las propias mucosas generan.

«Son como balas mágicas circulando por el cuerpo que al encontrar su diana específica neutralizan directamente a los patógenos o se ayudan de otros elementos del sistema inmunitario para eliminarlos», afirma la doctora González Fernández.

La pandemia nos ha hecho también familiarizarnos con otro de los protagonistas de esta especie de rutina bélica cotidiana en que se mueve nuestro sistema inmunitario, los **antígenos**. ¿Qué son? Pues es una parte del enemigo que el sistema —por su complejo mecanismo de detección por olores y formas— puede reconocer.

Lo más fascinante de todo es que el sistema inmunitario de cada uno de los seres humanos, como de otros seres vivos, es potencialmente capaz de reconocer cualquier tipo de antígeno pasado, presente y futuro para dotar de contenido a esa biblioteca universal de patógenos. ¿Magia? No, pero casi.

Lo que hace nuestra biología es combinar segmentos de genes hasta encontrar posibilidades infinitas o tan enormes que entre ellas podría estar cualquier combinación que permita reconocer a cualquier antígeno posible. Es como una gran operación de cálculo por ordenador, pero realizada por el cuerpo desde hace milenios y por la Naturaleza desde hace millones de años. De ese modo, el sistema inmunitario adaptativo se dota de la información suficiente como para repeler cualquier tipo de enemigo presente o futuro, y contará con células B y células T —los libros de la biblioteca— con capacidad de reconocerlo. Aquí sí que el saber no ocupa lugar.

En este proceso, y de esas combinaciones, surgen las células B, que ya hemos visto que producen los anticuerpos, y las células T, también llamadas linfocitos T, porque se diferencian en el timo (otro de los protas de esta historia).

Cada linfocito nace con un tipo de receptor que le permite reconocer un antígeno concreto, pero hay una importante diferencia: mientras que el anticuerpo de las células B puede ver cualquier antígeno (soluble, células, azúcar...), el receptor de las células T sólo puede reconocer un antígeno concreto entre el material proporcionado por las dendríticas, que son fragmentos de proteínas.

¿Cómo reconocen al antígeno? Por su forma.

Estas proteínas, esenciales para activar y distribuir la información de nuestro código genético, y nacidas con una misión concreta, son las encargadas de identificar y reconocer al enemigo mediante un mecanismo elemental que podríamos llamar «de encaje» (es poco científico, lo sé, pero nos ayudará a entender el funcionamiento de la comunicación dentro del sistema inmunitario), que consiste en utilizar su forma para saber a quién se enfrenta o con quién pacta y qué es lo que tiene que hacer. Es como el encaje de las piezas de un puzle: el acoplamiento dibuja la imagen y da sentido a cada una de esas piezas. Si nos acoplamos, concluyo que eres el malo cuya identidad tengo almacenada en la biblioteca y reacciono en consecuencia.

Este acoplamiento es lo que ocurre entre el antígeno y el anticuerpo de los linfocitos B; también entre el receptor de la célula T con la información que les llevan las dendríticas, y se ponen en marcha para decidir sobre la agresión inmediata. Pero, además, los linfocitos T y B tienen la capacidad de recordar y de responder mejor y más rápidamente tras ver de nuevo el mismo antígeno.

Poseer **memoria** —este archivo lo es— es una de las peculiaridades de nuestro sistema inmunitario. Aquí es también fundamental el papel de las vacunas. Su acción complementa la del juego de combinaciones calculadas por nuestro propio organismo. Además de recordar, los linfocitos B pueden mejorar sus respuestas de memoria, ya que mutan sus anticuerpos para que reconozcan mejor al antígeno y eliminarlo mucho más eficazmente.

En realidad, también las células de la respuesta innata poseen esta memoria, aunque menos desarrollada que las de la adaptativa. Esto es un descubrimiento relativamente reciente, cuando se comprobó que la respuesta de **macrófagos** y **células NK** (Natural Killer, asesinas naturales, sí, tienen ese nombre tan preciso y descriptivo) a las agresiones exteriores era mejor si antes habían sido «entrenadas».

El problema (y eso es uno de los fallos del sistema, que es imperfecto) es que algunas de esas células pueden reconocer como extraña una proteína del propio cuerpo y tomarla como una agresión, lo que desencadena una enfermedad autoinmune. Liarla parda, vamos. ¿Cómo se evita eso? Como todo, con educación. Y esto se hace en la médula ósea para las células B y en el timo para las células T, antes de que maduren del todo.

El timo es un órgano que se encarga de formar a las células T para que no identifiquen como ajeno el propio cuerpo. Formarlas y examinarlas. No es muy famoso, pero es esencial. Se sitúa dentro del tórax, por delante del corazón y llega a pesar de unos treinta a cuarenta gramos en su mejor momento. Digamos que su función está a mitad de camino entre la universidad y las empresas de selección de personal. Su nombre no proviene de una capacidad de engañar, ni responde al hecho incuestionable de que es uno de los órganos que más pierde cuando vamos envejeciendo y, con nosotros, el sistema inmunitario; el origen hay que buscarlo, como tantos otros en la ciencia médica, en la cultura griega, en este caso, en la palabra griega *thymos*, que podemos traducir por corazón o por vida. Eso sí que hace justicia a tan singular nombre, a tan desconocido órgano.

Tanto el timo como la médula ósea constituyen los llamados órganos primarios del sistema inmunitario. La **médula ósea** es donde nacen las células del sistema inmunitario a partir de las llamadas células madre **hematopoyéticas**, que producen, además de una gran variedad de **leucocitos**, hematíes y plaquetas.

El bazo, los ganglios, las amígdalas, el apéndice, etc., que es donde ya van a ir a trabajar las células inmunitarias, a diseñar su estrategia de combate, se conocen como órganos secundarios.

El olor de la vida

Probablemente a estas alturas ya te hayas hecho la pregunta de cómo saben las células del sistema inmunitario hacia dónde ir, qué las alerta del ataque y cómo son capaces de llegar al punto exacto en el que se produce el mismo. Pues por algo así como el olor.

El olor es un sentido fundamental en este ecosistema de nosotros mismos que es el sistema inmunitario. De hecho, el olor puede unirnos o separarnos de las personas. El sistema inmunitario está tan en guardia que, además de defendernos de agresiones, es capaz de detectar si un sistema ajeno —o sea, de otra persona— es o no interesante. No es sólo cuestión de defender, sino de prevenir. Cada sistema inmunitario tiene sus propias características, su composición celular o su programación defensiva. Si nuestro sistema detecta, a través del olor, que alguien cercano posee una de estas características complementarias y, por tanto, tienen entre ambos la posibilidad de engendrar nuevos sistemas más fuertes, puede sentirse atraído: la combinación de sistemas distintos permite aumentar las posibilidades de supervivencia. Para ir un poco más allá: tu sistema no sólo te está defendiendo de agresiones y organizando que todo lo que se mueve en el cuerpo funcione con precisión, sino que está buscándote la mejor forma de reproducirte con éxito para mejorar la especie. El método es el de reconocimiento de formas que ya sabemos que realizan proteínas y células. Un método perfeccionado por miles de años de evolución en el que juegan un papel primordial las moléculas que participan en el rechazo del trasplante (del complejo principal de histocompatibilidad, o HLA, en humanos).

Sin que seas consciente de ello, el olor de alguien que complemente tu sistema inmune con el suyo puede ser determinante para la elección de pareja. No es sólo la piel, sino ese otro yo que vela por ti, quien vota por una u otra persona. Al final, la decisión es tuya, pero a menudo la tomamos con la voz o el consejo inconsciente que nos ha dado el sistema inmunitario.

El elemento central de comunicación dentro del sistema son las **citocinas** o **citoquinas**, que funcionan como hormonas. La mayoría las producen los **glóbulos blancos** —te suena, ¿verdad?—. Los receptores celulares detectan (huelen y notan) estas proteínas y actúan según esa orden. En realidad, están presentes en todos los procesos biológicos internos, pero aquí son mucho más importantes. Podríamos inventar un término para entender el idioma de las células, el «citoquino», que no es hablado ni escrito, sino percibido y encajado. Las células se activan con los mensajes en citoquino. Pero también están las **quimiocinas**, que trabajan un poco más: son citoquinas que llevan a las células por un camino concreto, como unos guías para que no se pierdan, cambiando los genes que expresan y, por tanto, su comportamiento.

Y, finalmente, las moléculas de adhesión, que van a permitir que las células viajen a zonas inflamadas, que vayan a los ganglios o se queden quietecitas... La combinación entre las moléculas de adhesión y las quimiocinas es lo que hace que las células sepan adónde tienen que ir.

Donde los sabios situaban el centro

La mayoría de nosotros siente la angustia en las tripas. Bueno, digamos que entre el esternón y el estómago. A menudo las situaciones que nos estresan o nos impactan emocionalmente se manifiestan como molestias o dolores en lo que identificamos como estómago, cuando en realidad son los intestinos. Los sabios orientales sitúan en esa parte del cuerpo el centro de nuestra energía vital. En realidad, la mayor parte de ese «yo» defensivo se sitúa en los intestinos. Es ahí donde se concentra un 80 por ciento de todo nuestro sistema inmunitario.

En ese interior escondido y vital existe una microbiota mucho más amplia y activa que la que vigila desde fuera asentada en la piel. Millones y millones de bacterias y virus forman esa microbiota que no se ve, pero se siente —llega a pesar hasta unos cuatro kilos en total— y de la que todavía se ignora mucho más de lo que se sabe. Hay, con todo, una certeza: es el lugar del cuerpo que más agresiones recibe y puede recibir. La mayoría de los microorganismos frente a los que lucha nuestro sistema inmunitario entran por la mucosa intestinal y por la mucosa respiratoria. Es obvio, ¿verdad? Lo que comemos, bebemos y aspiramos llega allí con mucho menos filtro e infinitamente más posibilidades que lo que puede entrar por una herida, que rápidamente provoca la reacción automática del sistema inmunitario. Aquí no. O al menos no en la misma medida, con permiso de la saliva, que ya vimos antes que cuenta con potentes antibióticos, y los ácidos del estómago, que son también poderosos defensores de ese interior al que voluntariamente introducimos bacterias que pueden ser peligrosas.

Por tanto, esa microbiota y el sistema inmunitario del intestino, que también va un poco por libre, puesto que su misión no es exactamente la misma que la del resto del cuerpo, se manejan con unas reglas y unos códigos que han de serles propios.

De entrada, aquí se alojan bacterias tan importantes, tan vitales, como las que descomponen los alimentos para convertirlos en nutrientes de nuestro organismo que, a su vez, refuerzan el sistema inmunitario (la alimentación es esencial para entrenar y mejorar el sistema adaptativo). Y aquí ya se plantea un primer problema, porque en el filtrado de nutrientes al organismo se puede colar alguna bacteria alojada en el intestino y no demasiado bien intencionada. Pero no hay que preocuparse, porque en la propia mucosa hay moco que impide que entre, así como anticuerpos (IgA) que van a neutralizarla. Además, debajo de las primeras capas de intestino, atentos a la posibilidad de entradas indeseadas, están unos viejos conocidos nuestros, los macrófagos, las células B y las espías dendríticas.

La microbiota intestinal no sólo nos protege frente a microorganismos agresores, también nos ayuda a hacer la digestión y fabrica vitaminas y otras sustancias importantes.

En realidad, la división defensiva intestinal, el sistema inmunitario de los intestinos, está más afinada si cabe que el resto y su capacidad de información y reacción es muchísimo más rápida. Eso sí, las células defensoras de esta parte del cuerpo actúan como en el cerebro o en la médula espinal, no liberan las citoquinas que informan al sistema para provocar inflamación, salvo en situaciones graves o ante virus muy activos: es la diarrea, cuya acción daña también las propias paredes intestinales que absorben los nutrientes. Las heces, en condiciones normales, incluyen altos porcentajes de bacterias que el sistema inmunitario ha detectado como invasoras.

El peor de los enemigos posibles

Como más atrás te contaba, hay muchísimos enemigos amenazando, millones, billones de patógenos que buscan entrar a vivir en el húmedo calorcito de nuestro cuerpo y sus componentes. Hasta ahora, nos estamos centrando sobre todo en bacterias y otros organismos como hongos o parásitos, pero hay un enemigo mucho más peligroso por su capacidad de manipulación y su resistencia a los ataques: los **virus**.

Son pequeños y tienen la virtud de introducirse en nuestras células y engañarlas. No sé si te han contado alguna vez el caso del cuco. Esta ave, cuyo canto replican los relojes suizos con mayor o menor fortuna, ha desarrollado una curiosa manera de criar. Pone sus huevos en nidos de otros pájaros que, confundiéndolos con los suyos, los incuban hasta que finalmente nacen los polluelos, que a su vez acaban con las verdaderas crías del nido que han parasitado. Bien, pues los virus trabajan de forma parecida: dependen completamente de la estructura biológica, o sea, la célula que parasitan. En algunos casos, aguardan años escondidos en una célula hasta que ven el momento de actuar. Entonces se replican e infectan otras células. La divulgadora médica y doctora, Sari Arponen, recuerda en su libro *El sistema inmunitario por fin sale del armario* que los virus no son «en realidad seres vivos, sino paquetes de material genético que necesitan de nuestras células para hacer copias de sí mismos». La mayoría de los virus del planeta no son peligrosos para nosotros.

«Nuestro sistema inmunitario puede hacer varias cosas para eliminar los virus —recuerda la especialista en inmunología África González Fernández—: crear sustancias químicas como los **interferones tipo I**, anticuerpos neutralizantes muy específicos, y eliminar las células infectadas con linfocitos citotóxicos, pues, al morir éstas, también lo hace el virus.»

Los interferones tipo I son la señal para que las células vecinas a la infectada bloqueen la producción de proteínas y, al faltar los lectores, el virus no pueda replicarse.

Cuando la líen parda

A la vista de todo esto, entendemos perfectamente que la respuesta inmunitaria está sometida a lo que el inmunólo-go, Marcos López Hoyos, llama «control muy fino»: debe responder rápida y eficazmente, «pero una vez realizada su función, debe ser capaz de inactivarse. Esto lo hacen en situación normal, pero si la activación continúa en el tiempo, puede producir cuadros inflamatorios crónicos que debilitan nuestra respuesta inmunitaria». Las alergias, por ejemplo, constituyen una respuesta inmunitaria exagerada, tanto como para haber sido la primera de las reacciones detectada ya como parte de un sistema inmunológico impreciso hace más de mil años por los médicos persas y árabes, que impulsaron y dieron forma a los conceptos actuales de la medicina.

Hay, con todo, una imperfección aún mayor, que es la que provoca que las combativas células del sistema inmunitario se vuelvan contra nuestras propias células y nuestros propios tejidos, debido a fallos en el control fino de las respuestas inmunitarias, «y desde luego —añade el doctor López Hoyos—, todo aquello que no vaya encaminado a enseñar y entrenar adecuadamente la respuesta inmunitaria, facilita que haya fallos en ese control».

Y es que a veces, y ése es otro de los misterios aún por resolver en esta ciencia de la inmunología, hay células que se escapan en el rigurosísimo sistema de selección en la médula ósea para las células B y del timo para las T, que antes te presentaba como una suerte de institución biológica a mitad de camino entre la universidad, puesto que forma a células en la disciplina de no atacar a su propio cuerpo, y la oficina de colocaciones, ya que realiza el sistema de elección final de las células que finalmente llevarán el uniforme de miembros del sistema inmune. La formación es estricta y el sistema de selección tan riguroso como que no existen aprobados o suspensos y nadie repite curso: suspender es morir, aquí no valen medias tintas. Pero, así y todo, hay células que cometen errores a la hora de identificar o mutan en enemigas interiores del sistema del que se han hecho cargo.

TENGAN CUIDADO AHÍ FUERA

En la década de 1980, en aquella época lejana en que las televisiones en color acababan de conquistar el mercado, se emitía una exitosa serie de televisión estadounidense sobre una comisaría de policía situada en una calle de nombre Hill Street. Se titulaba *Hill Street Blues*, y aquí se tradujo –con bastante buen tino, por cierto– como *Canción triste de Hill Street*: blue en inglés puede traducirse como tristeza, y el blues, como el flamenco, el tango o el fado, es un género musical profundamente arraigado en colectivos que en origen cantaban su dolor y sus penurias. Me gustaba aquella serie. Comenzaba siempre de la misma forma: reunión en la comisaría entre el jefe y los subordinados para organizar el trabajo del día. Al terminar, el comisario siempre pronunciaba las mismas palabras que yo, por cierto, metí en mi macuto y decía también al terminar cada una de las muchísimas reuniones de contenido que he dirigido en mi vida profesional: «Tengan cuidado ahí fuera». Me he acordado de esa frase al fijarme en los problemas ambientales que afectan a la salud de nuestro sistema inmunitario. No son pocos. Lo bueno es que teniendo cuidado ahí fuera, o sea, entrenándolo, pueden paliarse sus efectos. Para eso está el «inmunofitness» que da título a este libro. La vida sedentaria, el estrés y una mala alimentación, con grasas saturadas, alimentos procesados, demasiada sal o mucho azúcar, debilitan el sistema inmunitario. La contaminación ambiental es uno de los problemas que inciden directamente en la posibilidad de enfermedades autoinmunes y autoinflamatorias. Aquí podemos incluir no sólo la exposición a radiaciones, o la contaminación del aire por dióxido de carbono o metales y pesticidas, sino también los tóxicos de los plásticos de las botellas y hasta la pérdida de autoestima por depresión. En realidad, la vida que nos hemos organizado tiene filos muy dañinos para nuestro «yo» defensivo: alejarnos de la Naturaleza, dormir poco, sedentarismo, fumar, el alcohol en exceso, la idealización del trabajo y el éxito personal por encima de criterios de salud social o individual, son cuchillos que abren heridas en ocasiones irreversibles en el sistema encargado de mantener nuestra salud. Todo esto se empeora con la realidad cotidiana del cambio climático. La OMS considera que ésta es en realidad la mayor amenaza para la salud a la que nos enfrentamos. El cambio en las condiciones ambientales altera las funciones metabólicas del organismo y «disminuye la eficiencia de nuestros mecanismos de defensa, además de facilitar la propagación de ciertas enfermedades», como nos recuerda la doctora especialista en prevención Pilar Arrazola.

Sobre estas reacciones inesperadas y peligrosas —tanto que en ocasiones pueden ser mortales— no existe, insisto, una luz completa. La ciencia no ha desentrañado del todo los misterios que las envuelven. Sabemos que hay inmunodeficiencias primarias, por fallos genéticos con los que nacemos, y secundarias, por enfermedades que debilitan el sistema inmune o malos hábitos de vida, pero no tenemos aún la herramienta para impedir que aparezcan. Quizá en el momento que leas esto, tu sistema ha cortado de raíz los primeros balbuceos de una célula cancerígena, pero el porqué de su mutación y la razón de que unas sean vencidas y otras no, como de que haya células que cometen fallos vitales, está aún por descubrir; lo colocamos en el debe de los conocimientos de la ciencia médica.

Cambiarle el paso al tiempo

El tiempo tampoco pasa aquí en balde, pero sí podemos ponérselo más difícil al inevitable deterioro que implica.

Como en todos los órdenes de la Naturaleza, la edad desgasta y debilita. Por inmensos que sean los sistemas, como el universo, o microscópicas las organizaciones, como lo es todo nuestro universo corporal, nadie se libra de ir perdiendo lustre y eficacia.

Nuestro sistema inmunitario tampoco escapa a ello. Al nacer, los niños tienen aún un sistema inmunitario inmaduro. Mantienen durante un tiempo los anticuerpos maternos que pasaron a través de la placenta. Esto, que en principio garantiza las defensas de los recién nacidos y tiene un efecto protector para las mucosas del niño, plantea el problema de que impide que el bebé produzca sus propios anticuerpos. Por eso, y por carecer sus células inmunitarias de memoria inmune, son más propicios a contraer infecciones.

Durante la vida, y también si el sistema se entrena adecuadamente con ejercicio físico y mental, una alimentación saludable, evitar tóxicos (tabaco, alcohol, drogas) y vacunaciones periódicas, va consiguiendo su máxima eficacia, pero llega un punto en el que el sistema inmunitario sufre lo que la doctora González Fernández llama «desregulación del sistema inmunitario». ¿Qué significa? Que el timo empieza a verse afectado en su estroma, se va atrofiando y llenándose de grasa, y empieza a producir menos linfocitos o **células T nuevas**. El sistema no ha perdido memoria, pero las células funcionan peor, están como más cansadas. También la médula ósea produce menos linfocitos B, mientras que los macrófagos están «inflamados» y responden de forma exagerada. Se responde peor a patógenos nuevos y la eficacia de las vacunas es menor.

Es lo que se llama **inmunosenescencia**. Suele presentarse a partir de los cincuenta años, y te avanzo ya que ponerle freno, activarnos para limitar su actuación, es posible y más que aconsejable. Es, insisto, uno de los objetivos de este libro. Como nos recuerda la doctora Pilar Arrazola, especialista en medicina preventiva, con la edad «se alteran todas las funciones inmunitarias y disminuye la capacidad del organismo de distinguir lo propio de lo ajeno, lo que da lugar a respuestas inmunes inadecuadas; esto condiciona que aumente la incidencia de cáncer, enfermedades autoinmunes y enfermedades infecciosas». Y lo hacen no sólo en frecuencia, sino también en gravedad.

El proceso no se puede detener, pero sí podemos, como dice la doctora, «hacer cosas». La fundamental es entrenar al sistema inmunitario para que el envejecimiento nos afecte menos. Para eso está el **inmunofitness**. Y la ciencia.

El valor de anticiparse y entrenar

La impermanencia o transitoriedad es una condición de la biología. También de los seres inertes: todo se desgasta, todo va cambiando. El constante recorrido del agua por las piedras, el viento sobre los paisajes rocosos, las joyas arquitectónicas de la humanidad también se deterioran.

Los seres vivos están destinados a cumplir ciclos biológicos y modificaciones constantes que terminan agotándose hasta que mueren. Aproximadamente cada diez años nuestras células humanas han cambiado completamente como resultado de un trasiego constante y diario, un nacimiento y una muerte programados e inevitables en todos los componentes de nuestro organismo. Las células de la piel, ya sabes, están muriendo constantemente, del orden de treinta mil o cuarenta mil por minuto, que son rápidamente sustituidas por el sistema de defensa en continuo movimiento. Quiere esto decir que aunque conserve mi identidad, mis habilidades y conocimientos, mi carácter o mis convicciones, yo no soy el mismo que hace dos décadas. Salvo las neuronas, según demostró un artículo en la revista *Nature* hace unos años en el que desmentía la neurogénesis en adultos. Qué mala suerte, ¿no? Las células que nos conectan con la razón o la sensibilidad van perdiendo energía y son la cara B de las de la piel: no se reponen (razón de más para insistir en lo importante de mantenerlas activas y entrenarlas, como uno de los pilares de nuestra práctica de **inmunofitness**).

Este proceso vital otorga la condición de más vulnerables a los niños y a las personas mayores. Hasta los cinco o seis años, nuestro sistema inmunitario no ha madurado aún. Acabar con la mortalidad infantil ha sido uno de los grandes avances de la medicina, pero aún hoy la vida de un niño sigue condicionada por el grupo, el país y la clase social a la que pertenece. No hace falta que te diga que un niño nacido sin apenas atención en una chabola de un barrio de Katmandú tendrá una infancia menos sana y con menos posibilidades de supervivencia que otro que lo haya hecho en una clínica de Barcelona o París (otra cosa es que, como señala Jared Diamond en esa deliciosa historia de la humanidad desde el punto de vista antropológico que es *Armas, gérmenes y acero*, los niños de países pobres que se tienen que buscar la vida para organizarse juegos y relaciones desarrollan una capacidad de aprendizaje y análisis superior a los del primer mundo, pero esto daría para un par de libros más o tres). Igualmente, el envejecimiento celular nos desactiva o debilita.

Vivir eternamente, además de un imposible, debe resultar tremendamente cansado, pero la ciencia ya está preparando un futuro en el que la **inmunosenescencia** pesará menos, sus efectos podrán amortiguarse o incluso retrasarse. El doctor José Augusto García Navarro, presidente de la Sociedad Española de Geriatría y Gerontología, avanza que existen ya trabajos de investigación cuya diana es conseguir vacunas «no ya contra una infección en concreto, sino estímulos al sistema inmunológico para mantenerlo en forma, para hacerlo más fuerte. Este campo es muy prometedor y marcaría un antes y un después en la potenciación del envejecimiento saludable».

¡Fármacos que estimulan el sistema inmunitario! No se trataría, por tanto, de prevenir un ataque concreto, sino de preparar al sistema defensivo dotándolo de más vigor y concentración, de más fortaleza y capacidad.

Pero hay más. La ciencia ha avanzado considerablemente en la identificación de genes relacionados con los procesos de envejecimiento y conoce los mecanismos bioquímicos que se ponen en marcha en las células que envejecen. Claro, eso significa que hay forma de frenarlos. Consumir menos calorías o eso tan de moda en los tiempos pospandemia del «ayuno intermitente» tienen a menudo efectos positivos en el envejecimiento, aunque los científicos aún no han encontrado pruebas concluyentes que aconsejen el uso generalizado de ningún tipo de terapia en este sentido. Tampoco se han encontrado los fármacos que hagan efectivo ese freno al envejecimiento. Pero se está avanzando. El propio doctor García Navarro es optimista en ese sentido: «Mi sensación es que estamos muy cerca, pero aún nos falta continuar investigando antes de encontrar soluciones factibles y aplicables». Y añade: «Hay que pensar que la investigación seria en envejecimiento celular intenta identificar los mecanismos que lo ponen en marcha para luchar contra ellos; y lo hace porque el envejecimiento comporta la aparición de enfermedades muy relacionadas con la edad, como la enfermedad vascular o el cáncer. Luchar contra el envejecimiento es luchar contra esas enfermedades, hacer que vivamos más años sanos».

Aprender de lo sufrido

Pero también hemos aprendido que hay mecanismos que mejoran sensiblemente la respuesta del sistema inmunitario. Lo hemos visto durante la pandemia de la COVID-19. Si la población de más edad fue la que más sufrió, quienes más se nos fueron, durante los tiempos duros, se pudo comprobar después cómo las vacunas mejoraron en ellos la respuesta del sistema inmunológico hasta el punto de disminuir drásticamente la mortalidad.

Lo que también ha desnudado la pandemia es la necesidad de empezar a aplicar políticas activas de envejecimiento saludable, para evitar situaciones dramáticas como las vividas. Si hemos aprendido que nuestros sanitarios se implican y son resilientes, si hemos descubierto el valor del esfuerzo global para encontrar en un tiempo récord las vacunas necesarias, tenemos que trabajar para cambiar el modelo de atención de forma que quienes más protección necesitan no queden desprotegidos.

A tu alcance

La buena noticia es que mientras esto llega, podemos hacer mucho cada uno de nosotros. No sólo cultural o socialmente, sino también de manera individual.

Recuerdo que cuando mi abuelo tenía la edad que yo tengo ahora, me parecía un señor viejísimo y prácticamente acabado. Seguramente era como se sentía él mismo. Un par de generaciones después, no sólo no me siento viejo o envejecido, sino que albergo ilusiones vitales, y proyectos y energías que tengo la esperanza de ejecutar y vivir de una manera serena y saludable. No soy un chaval y sé que mis hijos veinteañeros me ven como un tipo camino de la senectud, pero sigo trabajando como cuando empecé —con más sabiduría, y eso ayuda mucho— y me organizo la vida para encontrar esos momentos de entrenamiento saludable que aquí voy a compartir contigo.

La ciencia ha mejorado nuestra calidad de vida y repartido salud y longevidad (una de las últimas estadísticas de población en España colocaba la esperanza de vida de las mujeres en los noventa años) y en nuestra mano está remar en la dirección saludable.

Tenemos el conocimiento y la mayoría de las respuestas, de modo que podemos actuar. Y si yo tengo la sensación de que a los sesenta y tantos no se es viejo, es probable que quienes pasado el medio siglo se acercan a esa edad piensen o se sientan igual o, al menos, tengan la esperanza de llegar a esa percepción.

Vistas así las cosas, y no me parece una mala forma de verlo, el geriatra ya no sería el médico que se encarga de los cuidados de los mayores hasta que les llega el momento, sino el especialista al que acaso debiéramos acudir para anticiparnos a lo inevitable y hacer de ello una etapa de vida no necesariamente cuesta abajo.

Es innegable que las personas de más edad responden (respondemos) a las infecciones con menor eficacia. Esto tiene que ver con esa inmunosenescencia que indica la ralentización del sistema inmunitario y que ya sabemos que recorta la producción de linfocitos y dificulta la respuesta rápida de anticuerpos, y eso lleva a una mayor dificultad en la cicatrización y a una mayor facilidad para desarrollar enfermedades autoinmunes, que ya hemos visto por dónde nos llevan. Pero podemos frenar y disminuir el ritmo del envejecimiento que nos ha tocado genéticamente si eliminamos los riesgos de padecer enfermedades, es decir, cambiamos nuestra relación con viejos y potencialmente tóxicos amigos, como el tabaco, el alcohol o la obesidad, y si atamos lazos con actividades que mantengan la mente despierta y en movimiento, el cuerpo en acción y nuestro sistema digestivo bien tratado.

El doctor García Navarro propone que pensemos en el envejecimiento como un viaje en coche. «Y para ir en coche necesitamos combustible, un motor y alguien que conduzca. Lo primero sería una dieta adecuada, el motor, el ejercicio físico, y el conductor nuestro cerebro.» Yo añadiría que una relación sana y permanente con el calendario de vacunación. Y tendríamos los cuatro pilares. Éstos son los pilares de un envejecimiento saludable.

NO ES POR ASUSTAR, PERO...

El alcohol y el tabaco desordenan de manera efectiva y palpable nuestro sistema de defensa. Actúan como inmunodepresores, además de estar detrás de numerosísimas enfermedades directa o indirectamente. El alcohol altera el sistema inmunitario, ya que el organismo prioriza metaboli-

zarlo antes que otras de sus funciones, provoca permeabili-
dad intestinal y degenera las neuronas del sistema nervioso
y el sistema neuroendocrino. En cuanto al tabaco, está do-
cumentado que debilita el sistema inmunitario y propicia
infecciones pulmonares, además de relacionarse directamente con cánceres de bronquio y laringe, y predispone a
enfermedades cardiovasculares y aumenta la respuesta inflamatoria. Tumores, complicaciones de embarazo y perina-
tales, artritis o cardiopatías se relacionan también con el
consumo de tabaco.

Viene de antiguo

Durante gran parte de nuestra historia evolutiva los humanos no hemos sabido qué era lo que nos mataba. Tampoco lo
que nos salvaba: dependíamos, sin saberlo, de esa compleja
red de defensa que ahora poco a poco vamos descubriendo.
Una red que ha ido evolucionando con nosotros y de la que
aún nos quedan rincones por alumbrar. Incluso hay quien se
pregunta si algunos de los rasgos singulares de nuestro sistema de defensa no serán fallos o errores de la evolución o si,
por el contrario, muchas de las enfermedades que padecemos están relacionadas con el desajuste entre nuestra biología y el mundo en el que vivimos. Como dice la paleontóloga
y médica María Martinón Torres: «La enfermedad es la
gran protagonista silente de la historia de *Homo sapiens*».

Ya sabemos que el sistema inmunológico está tan bien
planificado que es capaz de detectar cualquier tipo de mecanismo dañino pasado, presente o futuro, y atacarlo, pero
¿cómo es posible que aún estemos expuestos a derrotas seguras —y aquí una derrota es el camino a la muerte— a pe-

sar de la capacidad de nuestro cuerpo y de la tecnología para anticiparse a los ataques o encontrar la forma de repelerlos?, ¿por qué no somos capaces de repararlo todo?

Cosa de magia

En un principio, fue la magia, hija de los temores de la especie humana ante lo desconocido. Aún hoy sucede que ante los misterios incomprensibles, tendemos a mirar al cielo, atribuir su explicación a alguna mano superior o desconocida o a combinaciones de elementos cuyas fórmulas se nos escapan por demasiado complejas o costosas. Lo inexplicable es eso, inexplicable. De hecho, el poder siempre ha estado en manos no sólo de quienes defendían nuestro territorio y nuestras vidas, las personas, los clanes o las familias que eran suficientemente poderosas para protegernos, sino de quienes eran capaces de encontrar una explicación a lo que no alcanzábamos a comprender, quienes conjuraban el miedo a lo desconocido, a la legión de misterios a nuestro alrededor, esgrimiendo una supuesta conexión con el poder divino del que provenía. Fuertes y sabios, reyes y sacerdotes. Más incluso los segundos que los primeros.

En realidad, las especies gregarias, que viven en grupo, actúan siempre de la misma forma.

Tomemos el ejemplo de los caballos. Existe la creencia generalizada de que en los grupos de equinos manda el más fuerte o la más fuerte. Y no es así. La manada sigue siempre al que sabe dónde están el agua y la comida. No al que es más fuerte, sino al que más posibilidades tiene de garantizar la seguridad del grupo.

Ésa es, además, la clave de la domesticación de animales como el lobo o el propio caballo. Cuando el hombre es capaz de convertirse en líder, ellos lo siguen.

La escritora estadounidense, Jean Marie Auel, cuenta muy bien en su serie *Los hijos de la tierra* la forma en que los humanos cazadores recolectores de hace decenas de miles de años se organizaban para la supervivencia. El poder se estructuraba en torno al jefe del clan y al brujo, y los cuidados corrían a cargo de quienes conocían las plantas y sus propiedades. El sistema garantizaba la estabilidad, con la seguridad y la búsqueda de alimentos, pero también con el diálogo con los dioses para aplacar su ira y tenerlos contentos. Cuando la enfermedad caía sobre algunos de los miembros del grupo, se invocaba a la generosidad de los dioses sin dejar de contar con el conocimiento adquirido sobre los poderes curativos de algunas plantas. En la primera de las novelas de la serie, *El clan del oso cavernario*, Auel presenta a un grupo humano en el que las jerarquías de poder y las funciones están claras. La caza correspondía a los hombres, la recolección de frutos y plantas, a las mujeres. Entre ellas está Iza, la que mejor conoce el poder de las plantas y la capacidad de curación de algunas de ellas. Es Iza la que salva la vida a Ayla, la niña protagonista. Formaba parte del clan dirigente y, además, conocía el poder de las plantas. No era tan «anciana» como su hermano, el hechicero que alcanzaba ya la edad de treinta años, pero lo sabía todo de plantas y raíces: «Las hojas trilobadas del lúpulo, que trepaba abrazando uno de los árboles, le dio otra idea, pero decidió utilizar el lúpulo seco en polvo que llevaba consigo, pues la fruta cónica no había madurado aún. Arrancó una suave corteza grisácea de un joven aliso que crecía junto a la poza y la olfateó; desprendía un fuerte aroma».

En el conocimiento de las plantas y la capacidad de invocar a los dioses residía la salud de aquellos cazadores reproductores cuya vida no era demasiado larga si la comparamos con nuestro tiempo, pero sí lo suficientemente saludable como para que algunos paleontólogos se cuestionen hoy en día si no fue un error evolutivo haber abandonado las praderas, la vida de los cazadores recolectores para convertirnos en humanos sedentarios gracias a la agricultura y la ganadería. Porque si bien al domesticar animales y cultivar vegetales que nos procuraban sustento a la puerta de casa empezamos a contrarrestar la incertidumbre de la vida nómada, esa dependencia de las cosechas y la meteorología habría determinado que los humanos estuviéramos al albur de sequías y plagas que nos mataban de hambre. Pero posiblemente éste sea un debate que se nos escapa y que aquí no debiera tener más recorrido.

Lo reseñable en este punto quizá sea el hecho de que esas poblaciones podrían ser el origen de muchas de las enfermedades endémicas que ahora padecemos. Es lo que la doctora Martinón Torres llama la oportunidad: «Un factor fundamental para la supervivencia de un patógeno: la gran densidad y el tamaño poblacional multiplicaron las oportunidades de los microbios para expandirse». Cuenta en *Homo imperfectus* que «el análisis molecular de los patógenos sugiere que nuestra especie podría haber alcanzado esa densidad demográfica mínima que permite la propagación de cuadros infecciosos hace entre cincuenta mil y cien mil años».

No debiéramos olvidar que los cuidados de la salud han sido parte de nuestros afanes desde que los homínidos pisamos la tierra, del mismo modo que la supervivencia lo era y lo es de todas las especies que la habitan. ¡Ah! Y visto que hace cincuenta mil años un tipo de treinta era un anciano, que midamos lo que el progreso de la ciencia ha procurado a nuestra supervivencia. Porque esa edad de entre treinta y cuarenta o cuarenta y cinco años ha sido la media del tiempo de vida de un ser humano hasta hace poco más de siglo y medio o dos siglos, cuando la medicina empezó a descifrar algunos de los grandes misterios gracias al avance de la tecnología.

El hombre, gregario siempre, ha cuidado en todos los tiempos de los suyos. El grupo era siempre salvador, y la tecnología y los conocimientos buscaban la supervivencia y la mejora de la vida de todos y cada uno de sus integrantes. No hace mucho, un espectacular hallazgo científico rompía la barrera que hasta ahora habíamos colocado en la historia de la cirugía. El origen de esta práctica se situaba unos siete mil años antes de Cristo, gracias al hallazgo de los restos de una amputación hallados en Francia. Pues bien, un equipo investigador de la Universidad de Griffith, en Australia, publicó antes del verano un artículo en la revista *Nature* dando cuenta del hallazgo en una cueva de la isla de Borneo, en Indonesia, de los restos de un niño a quien se le había amputado el pie izquierdo y que sobrevivió ocho años tras la intervención. Los restos tenían unos treinta y un mil años de antigüedad, y se sabe que fue cirugía porque los huesos de la pierna cercenada indicaban que fue un corte intencionado y quirúrgico. Aquella sociedad protegía, curaba y cuidaba a los suyos.

La sistematización de los cuidados, la investigación y la búsqueda de soluciones no se documenta más allá de estos hallazgos esporádicos hasta que aparecen civilizaciones organizadas como la egipcia y la india en Oriente, y Grecia y Roma.

Algunos siglos después, los árabes reorganizaron todo el conocimiento previo de la ciencia médica y entre ellos surgieron los primeros grandes médicos de la historia, como Avicena, Averroes o el cirujano Abulcasis.

A la luz (incompleta) de la ciencia

La ciencia inmunológica nace y se desarrolla a partir del siglo XIX, pero los griegos ya intuyeron que había una organización interna, algún tipo de proceso biológico que nos protege de las agresiones, y de ello escribieron los médicos persas y árabes.

El iraní Rhazes fue el primero en describir, en el siglo IX, la fiebre como un mecanismo de defensa del cuerpo frente a la enfermedad, además de observar cómo el olor de las flores provocaba en algunas personas reacciones alérgicas. En realidad, los médicos árabes fueron pioneros en casi todos los aspectos de la ciencia médica, desde la hematología hasta la fisiología cardiovascular —Avicena fue el primero en corregir al griego Galeno al descubrir que el pulso respondía a los movimientos del corazón—, y de su conocimiento nace todo lo que ahora avanza en esa dirección de saber mejor cómo funcionamos por dentro.

Tucídides, que era un historiador militar ateniense, describe en su obra más conocida, *La guerra del Peloponeso*, la plaga de Atenas, que devastó la ciudad entre los años 430 y 427 a. C., y le costó la vida a más de diez mil personas. No se tiene constancia cierta y documentada de qué pudo causarla, pero el propio Tucídides describió los síntomas: «El cuerpo era rojizo, lívido, y presentaba ampollas pequeñas y úlceras» y, probablemente sin proponérselo, enunció por primera vez el término «inmunidad» vinculado a una reacción del cuerpo contra la enfermedad: «Aquellos que sobrevivían se volvían inmunes». Ése es precisamente el principio del mayor avance jamás obtenido por la ciencia para estimular y fortalecer el sistema inmunológico, las vacunas.

Por tanto, los sabios, los médicos, los científicos han tenido a lo largo de la humanidad intuiciones, fruto de la observación constante e inteligente, y sospechas de que nuestro organismo albergaba una capacidad innata, que crecía y se fortalecía con nosotros, para afrontar los ataques de la enfermedad. Aprendieron también que entrenando el cuerpo se estimulaba esa capacidad de mantenerse activo y saludable. Que, como en cualquier oficio, como en cualquier orden de la vida, la práctica va otorgando consistencia y virtud a cualquier función. Que había un mecanismo de defensa interior que si se fortalecía, protegía y aprendía, podía recordar.

Detectaron que el sistema inmunitario tenía memoria, pero no llegaron a conocerlo y comprenderlo.

Y así fue hasta la penúltima revolución que cambió al ser humano para siempre. Partiendo de lo poco conocido y lo mucho intuido, la acción individual de algunos precursores, con el apoyo tecnológico de avances tan fundamentales como el microscopio, procuró un cambio trascendental, que hoy lo sigue siendo y que además se ha convertido en la gran baza de la humanidad para conservar la salud.

Aún hoy, como ya sabemos, no estamos en condiciones de ilustrar y explicar completamente nuestro sistema inmunitario, pero sí conocemos mucho de él. Y también sabemos que se puede entrenar.

Tiene memoria, pero para recordar tiene primero que aprender.

Y para reforzar esa capacidad tenemos las vacunas.

2

El equipaje

Inmunofitness: entrenando nuestra salud

Me gusta sumergirme en los bosques. Perderme, en realidad. El escritor mexicano, Jordi Soler, ha compuesto un delicioso *Mapa secreto del bosque* en el que resucita la doctrina del llamado «magnetismo animal» o «mesmerismo», una suerte de teoría seudocientífica aplicada en el siglo XVIII por el médico alemán Franz Mesmer, según la cual todos los seres vivos están conectados en una especie de red magnética que conforma un mundo paralelo, invisible, pero real, al de las evidencias tangibles en que nos movemos. Es en los bosques donde, según Soler, con más precisión se percibe esa conexión. En realidad, el libro entero es una metáfora sobre el irresponsable abandono por parte de los humanos del contacto con la Naturaleza.

Disfruto «emboscándome». Lo hago despacio, escuchando la armonía de los cantos de las aves que rompe el silencio vegetal y envuelve mis pasos lentos sobre las hojas caídas. Quizá sin proponérmelo haga desde hace tiempo eso hoy tan de moda de los «baños de bosque», *shirin yoku* en japonés, puesto que es en Japón donde los paseos serenos y concentrados, lentos y atentos, fueron bautizados así. Hay un científico japonés, Yoshifumi Miyazaki, autor del libro *Baños curativos del bosque*, que ha encontrado en ellos reacciones biológicas que demuestran cómo esos «baños» afectan directamente a la mejora del sistema inmunitario. Según su estudio, realizado en la Universidad de Chiba, en Japón, este tipo de práctica serena y concentrada disminuye considerablemente el **cortisol**, la hormona que generamos en situaciones de estrés y actúa como supresora del sistema inmunológico. El estudio concluye también que entre los practicantes de estos baños peculiares la media de infartos descendió en casi un 6 por ciento.

En realidad, la inmersión en el bosque, como en cualquier otro medio natural, lejos de la estética y los propósitos domingueros, realizada como parte de un disfrute vital comprometido y consciente, afecta directa y positivamente a nuestro sistema inmunitario, en tanto enriquece considerablemente nuestra microbiota. La doctora Sari Arponen nos recuerda que en un bosque «se respiran sustancias inmunorreguladoras secretadas por las plantas, como **terpenos** y **terpenoides**, que regulan la producción de citoquinas inflamatorias, mejoran el estrés oxidativo y pueden inducir fenómenos de autofagia».

La doctora y paleontóloga, Martinón Torres, sostiene desde hace tiempo que gran parte de las enfermedades contemporáneas, incluidas algunas autoinmunes y la mayor parte de los trastornos vinculados con la alimentación, se deben «al desajuste entre el mundo en el que nos originamos y el mundo que habitamos ahora». En su libro asegura que «si nos despojaran de nuestro pelo, nuestra piel, nuestros vestidos, si nos quedáramos simplemente con el esqueleto desnudo, nos sorprendería comprobar que hay pocas diferencias entre los primeros *Homo sapiens*, de hace doscientos mil años, y nosotros. Sin embargo, nuestro estilo de vida ha cambiado de forma radical. Ese mismo cuerpo, optimizado para la vida al aire libre, la caza y la recolección, para una actividad física intensa y exigente, se pasa ahora tres cuartos del día, al menos, sentado o acostado. Esa inactividad física desencadena un elenco notable de problemas de salud: sobrepeso, hipertensión, riesgo coronario, propensión a la diabetes, dolores musculares y articulares, pero también psicológicos».

No se trata de volver a las cavernas, pero sí de escuchar al cazador recolector que llevamos dentro, de atender a la programación con que nacemos, de restablecer el vínculo con la Naturaleza como paso esencial para aspirar a mejorar nuestras condiciones de vida.

Una vida activa, recuperando el ejercicio físico y la relación con el entorno, una alimentación inteligente y proactiva, que ayude a nuestra microbiota intestinal a mejorar y fortalecerse, además de dotar a nuestro organismo de vitaminas que potencien el sistema inmunitario; el sueño y el ejercicio mental, como pueden ser la lectura, la meditación o la conversación, y las relaciones con los demás, constituyen los pilares fundamentales de ese entrenamiento del sistema inmunitario que nos permitirá encarar mejor los problemas presentes y futuros a que se enfrenta nuestra salud. Esto, y el compromiso individual y colectivo con la prevención y el aprovechamiento de los avances científicos, son las cuatro patas de lo que definimos como **inmunofitness**:

- Ciencia y prevención.
- El poder de la alimentación.
- Una vida activa, una vida vivida.
- La mente sana.

Ciencia y prevención

La historia de la humanidad tiene en las vacunas el instrumento más eficaz en su lucha instintiva y también racional por la supervivencia y el bienestar. Sin vacunas, no habríamos acabado con las plagas y pandemias que llenaron de cadáveres en épocas anteriores nuestra historia. Antes de que Jenner encontrara en la vacuna la forma de acabar con la viruela, la enfermedad había matado a sesenta millones de personas en toda Europa. La vacuna ha sido y sigue siendo la principal herramienta para la prevención y el combate de la enfermedad. Y la prevención, la forma más inteligente y eficaz de amortiguar individual y socialmente los efectos dañinos de bacterias y virus sobre nuestro organismo.

Vacuna y prevención son refuerzos indispensables del sistema inmunitario y, por sus efectos y su relevancia para la salud, se convierten en el primero de los pilares del **inmunofitness** o entrenamiento del sistema inmunitario. Porque la vacuna es eso, una forma de entrenar al sistema para que responda adecuadamente ante una agresión concreta.

El refuerzo imprescindible

Recordarás que cuando describíamos el funcionamiento del sistema inmunitario, establecíamos tres niveles de actuación: en el primero, estaban la piel y las mucosas; después, si el patógeno había conseguido superar este primer filtro, entraban en acción los macrófagos y los neutrófilos, cuya misión era devorar todo bicho viviente que osara introducirse en nuestro interior y allí aparecían las células dendríticas, guerreras, pero también informantes, que llevaban los datos del ejército invasor al tercer nivel de respuesta, el más inteligente y eficaz a largo plazo, el sistema adaptativo. Es en esta tercera barrera del sistema donde se encuentra la memoria que trabaja con los posibles patógenos presentes y futuros mediante una complicada combinación genética que permite una respuesta efectiva a las invasiones.

Bien, pues es ahí donde ejerce su misión entrenadora la vacuna.

La memoria del sistema inmunológico, la que reconoce y ataca al agresor utilizando los datos de su extensísima biblioteca, se encuentra a veces con que esos enemigos que tiene perfectamente monitorizados regresan o aparecen con características más agresivas, más fuertes o más versátiles. La función de la vacuna es producir una respuesta inmunitaria de máximo nivel antes de que el patógeno actúe.

«La vacunación consiste en un simulacro —sostiene Graziella Almendral en su libro *Vacunas, cuando los seres humanos ganamos la guerra invisible*—. Un entrenamiento para que se produzca la respuesta de élite y quede memoria circulante.»

En esa dirección apunta también la inmunóloga González Fernández: «Con la vacunación se pretende engañar al sistema inmunitario para **entrenarlo**, y debe simular lo más posible la infección natural. Debe ser segura, ya que se usa en personas sanas, e inducir un alto porcentaje de protección en el grupo de los que han sido vacunados. Lo que se pretende es generar **memoria inmunitaria** y, si puede ser muy duradera, mejor».

Inocular el mal para hacer el bien

Hay varios tipos de vacunas según el agente que se utilice para entrenar al sistema inmunitario.

Las vacunas vivas atenuadas introducen en el organismo patógenos vivos, aunque debilitados para que no desarrollen la enfermedad pero sí desencadenen la respuesta del sistema inmunitario.

Vacunas inactivadas o muertas, con microorganismos que han sido desactivados pero crean inmunidad, aunque necesitan el apoyo de los llamados **adyuvantes**, que son unos aditivos de origen normalmente biológico. Otras, como las vacunas de fracciones, incluyen partes de moléculas susceptibles de generar respuestas inmunes. Las toxoides actúan de manera diferente: incluyen una toxina o químico producido por la bacteria o el virus. Lo que hacen no es entrenar frente a una agresión, sino ante sus consecuencias: inmunizan contra los efectos dañinos de la infección, en lugar de la infección en sí.

La ingeniería genética también se utiliza para algunas vacunas. Parte de proteínas obtenidas a partir de bacterias o levaduras a las que se introduce una determinada secuencia génica. Son las vacunas biosintéticas. Es probable que las que más te suenen sean las de ARN mensajero, que se han utilizado por primera vez contra el coronavirus SARS-CoV-2, el que originó la pandemia de la COVID-19. Ya vimos al introducirnos en el sistema inmunitario que las moléculas de ARN mensajero son las encargadas de copiar las instrucciones genéticas y dar las órdenes para que las células fabriquen las proteínas que están detrás de cada una de nuestras actividades. Pues bien, la vacuna lo que hace es copiar e introducir el material genético de parte del virus, mediante un material sintético, para que el cuerpo fabrique su proteína y active el sistema inmunitario.

Nosotros somos la solución

Creo que ha quedado claro, pero por si acaso quizá deba volver a poner el acento en que la vacuna es por encima de todo una forma de entrenar al sistema inmune. Lo que hacemos con la vacuna no es levantar una barrera artificial, sino estimular nuestras defensas para que sean ellas las que actúen. No corren por nosotros, ni se arman y desenfundan para ser ellas las que respondan, tampoco se comen los virus o las bacterias, no; lo que hacen es señalar y anotar en la memoria del sistema inmunitario un enemigo que acecha para tener preparada la respuesta. Digamos que la vacuna es la máxima expresión de una medicina preventiva avanzada.

La Organización Mundial de la Salud definió en la década de 1980 la prevención como «aquellas medidas destinadas no solamente a prevenir la aparición de la enfermedad, tales como la reducción de factores de riesgo, sino también a detener su avance y atenuar sus consecuencias una vez establecidas».

La doctora Pilar Arrazola, experta en prevención, asegura que «las estrategias preventivas en enfermedades infecciosas son la inversión en salud más coste-efectiva, y los programas de vacunación dirigidos a adultos son ahora más importantes que nunca. Los cambios demográficos y el progresivo envejecimiento de la población requieren del desarrollo de vacunas eficaces y seguras para los adultos mayores».

ESCUCHAR PARA ANTICIPARNOS

Cada persona debe desarrollar su manera de sintonizar con sus necesidades corporales, porque las sensaciones son diversas y complejas. «Escuchar nuestro cuerpo es poder sentir y percibir sus señales internas (como hambre, saciedad, tensión muscular, niveles de cansancio, respiración...) y saber interpretarlas correctamente –asegura Pilar Arrazola–. Cuanto mayor sea nuestra habilidad para detectar e interpretar estas señales, mejor podemos prevenir problemas de salud futuros.» Respiramos, hablamos, sentimos, recordamos o pensamos sin detenernos en lo importante, que es servirnos de todas esas capacidades para anticiparnos a la enfermedad. Del mismo modo que las vacunas entrenan el sistema inmunitario estimulándolo, nosotros deberíamos ser capaces de prestar atención a esas señales del cuerpo sin esperar, como es habitual, a que la enfermedad nos obligue a ponernos en alerta. Conviene acordarse de santa Bárbara no sólo cuando truena.

Pero anticiparse no es siempre vencer. Las vacunas que arman a nuestro sistema inmune ante previsibles agresiones no son siempre eficaces al cien por cien.

¿Resta esto valor a las vacunas como entrenadoras del sistema inmune? En absoluto. Primero, porque han demostrado sobradamente su eficacia para detener plagas o pandemias, la última tan cercana como la COVID-19, pero también —y esto es otra enseñanza de la pandemia reciente— porque la investigación nunca se detiene, aspira siempre al máximo de cobertura. De hecho, si en un año se ha podido, frente al último coronavirus, conseguir más de media docena de vacunas es porque la mayoría estaban ya en fases avanzadas de la investigación. Es como cuestionarlas porque en algunos casos puedan provocar reacciones adversas. Tales reacciones son siempre infinitamente menores en comparación con los millones de vidas salvadas. Eso sí, como apunta la doctora Arponen: «Una sociedad madura celebra los éxitos y debe apoyar y no dejar atrás a las personas y familias que tuvieron la desgracia de entrar en las estadísticas de efectos adversos raros».

De costra a costra

Eso de utilizar el mal para combatir ese mismo mal no es privativo de nuestro tiempo, ni siquiera de nuestra civilización. Los chinos ya intuyeron la capacidad de fortalecimiento de la inmunidad que podría generarse mediante un estímulo exterior. Mantenían a raya la viruela, con bastante éxito por cierto, espolvoreando por la nariz polvo de costra de afectados por la enfermedad: mediante la inspiración, introducían el patógeno en el organismo y éste actuaba como lo hace la vacuna. Había otra variante, la llamada **escarificación**. También introduce el virus, pero a través de una herida, una pequeña incisión en la piel sobre la que se aplicaba una pasta formada con costras de las pústulas de enfermos. Suena todo muy asqueroso, sí, pero en realidad esas acciones contenían ya el principio elemental de las vacunas, que es utilizar el patógeno para estimular y entrenar al sistema inmunitario poniéndolo frente al enemigo que combatir.

Este sistema de herida con pasta de costra y pus, precursor de las vacunas, llegó a aplicarse también en Gran Bretaña y parte de la Europa de aquella época asolada por la viruela, una enfermedad por aquel entonces endémica que mataba o desfiguraba a centenares de miles de personas cada año.

Su introductora fue lady Mary Wortley, la esposa del embajador británico en Constantinopla, que observó cómo en Oriente se aplicaba con efectividad ese sistema. Ella había sufrido la viruela, que había matado a uno de sus hermanos. Creyó tanto en esa escarificación que aplicó el método a su propio hijo Edward. A su regreso a Londres, consiguió convencer a la esposa del futuro rey Jorge II para hacer lo mismo con algunos de sus hijos. El ejemplo sería seguido en la corte francesa por el propio Luis XV y, en 1777, se vacunó también la familia del rey Fernando IV de Nápoles, hijo del rey de España Carlos III.

Algunos años más tarde, el doctor Jenner, también británico, desarrollaría la primera vacuna considerada como tal, pero el antecedente de lady Mary Wortley fue fundamental. Igual que las observaciones de otra persona, un campesino llamado Benjamin Jesty, injustamente relegado, más aún que ella, al olvido en las crónicas de la épica de los avances que cambiaron el mundo.

«HA SIDO TODO MUY INTERESANTE.»

Dicen que ésa fue la última frase pronunciada por lady Mary Wortley antes de su muerte, divorciada y alejada de la alta sociedad británica en la que había brillado por su personalidad arrolladora e independiente. De soltera, Mary Pierrepoint era una mujer desajustada a su tiempo. Le gustaba leer, escribía poesía y, según cuentan, llegó a quejarse ante la autoridad de su época, finales del siglo XVII, el obispo de Salisbury, de las dificultades de las mujeres para acceder a la cultura. Fue además persona cercana a Mary Astell, una de las precursoras de la lucha feminista en Gran Bretaña. Se casó no a la fuerza, no de conveniencia, como se armaban casi todos los matrimonios aristocráticos de entonces, con un político de origen aristocrático llamado Edward Wortley Montagu, lo que le valió el rechazo familiar y ser desheredada. En 1716, el diputado Wortley fue nombrado embajador en Constantinopla y allí que se fue la familia a vivir. Mary, curiosa y activa, se dedicó a observar y conocer la para ella lejana sociedad turca de aquel tiempo. Desde allí escribió las *Cartas desde Estambul*, que adquirieron fama en la época por radiografiar una sociedad que a ojos de los británicos era tan exótica como lejana. En una de esas cartas, escribe: «La viruela, tan fatal y frecuente entre nosotros, aquí es totalmente inofensiva gracias al descubrimiento de lo que llaman inoculación». Y explica: «Existe un grupo de mujeres ancianas especializadas en esta operación. Cada otoño, en el mes de septiembre, que es cuando el calor se apacigua, las personas se consultan unas a otras para saber quién de entre ellos está dispuesto a tener la viruela». Lo que hacían, según su descripción, era abrir heridas y colocar sobre ellas emplastes de pus y costra o inocular directamente pus en el interior de las venas. ¡Como una vacuna actual! Mary fue un espíritu libre que se abrió a la cultura, al viaje y a la defensa de los derechos de las mujeres. Se separó de Edward y se fue a vivir con su amante en Venecia. Murió en 1762 de un cáncer de mama. Sus últimas palabras fueron éstas: «Ha sido todo muy interesante».

Y entonces llegó Jenner

A comienzos de la década de los setenta de ese siglo XVIII en que lady Mary Wortley importaba la **escarificación**, el señor Jetsy, que tenía su ganado y su casa en el condado de Dorset, al suroeste del país, introducía una variación en el método. En realidad, cardó la lana para que algunos años después Edward Jenner se llevara la fama.

Jesty observó que casi ninguna de las personas, por no decir ninguna, de las que trabajaban a diario con vacas, entre ellas su familia y las dos mujeres, Mary y Ann, que ordeñaban los animales, contraían la viruela humana, a la que llamaban viruela negra. Sí se contagiaban de la viruela de las vacas, mucho más benigna, pero un contagio detenía otro. Entendió entonces —repito, no era científico, sino campesino— que contraer la viruela de los animales inmunizaba frente a la humana. ¿Qué hizo? Pues seguir el ejemplo de lo que había oído de Mary Wortley, pero cambiando el «material»: escarificó a sus hijos y a su mujer con costra y pus de las vacas con viruela. Y, en efecto, gracias a eso, se libraron de la enfermedad mortal su familia y muchísimos de sus vecinos que aceptaron convertirse en «pacientes» de Jesty y, así, se libraron de la muerte.

Nunca le fue reconocido su mérito.

Algunos años después, el doctor Edward Jenner siguió el sendero marcado por Benjamin Jesty, cuyo hallazgo había sido despreciado por la ciencia de entonces. Imagino que se basó en lo que se sabía del método desarrollado por el campesino, aunque es posible que él mismo llegara a esa conclusión observando por sus propios medios.

En 1796 inoculó al niño James Phipps, hijo de un jornalero, muestras de las pústulas de una mujer contagiada de viruela bovina. El crío no enfermó. Casi lo corren a gorrazos en la Royal Society, pero perseveró y terminó vacunando a centenares de personas.

Muy poco después, en 1803, el español Francisco Javier Balmis se basaría en el descubrimiento de Jenner para llevar a cabo la primera vacunación masiva global. Fue un paso más en el avance de la ciencia. Balmis utilizó a una veintena de niños de orfanatos de A Coruña, Santiago y Madrid para hacer de portadores del virus en un tiempo en el que no había método alternativo de almacenamiento y transporte. Lo que hizo en esta histórica «Expedición Balmis», financiada por la Corona española, fue inocular la vacuna sucesivamente en el brazo de un niño distinto cada quince días. Tan particular método de transporte permitió que la geografía de la vacuna se extendiese por todo el continente americano y parte de Asia. Aquella hazaña de Balmis, junto con su compañero José Salvany y la directora del orfanato, Isabel

Zendal, que además llevó a su hijo en la expedición, fue definida por el propio Jenner como el ejemplo más noble y extenso de filantropía jamás realizado. Se llamó Real Expedición Filantrópica de la Vacuna.

Balmis regresó de su gira mundial en septiembre de 1806. Habían vacunado a miles de personas en más de medio mundo contra la peor enfermedad de la época.

De todo aquello, el descubrimiento de Jesty, el desarrollo de Jenner y la expansión de Balmis, le quedó a esa inoculación el nombre de vacuna, porque, en efecto, vacuna viene de vaca. Del latín *vacca* y de *vacinnia*, que es como se llamaba la viruela bovina.

El poder de la alimentación

«Si se quiere mejorar al pueblo, en vez de discursos contra los pecados, denle mejores alimentos. El hombre es lo que come.» Cuando el filósofo y antropólogo alemán Ludwig Feuerbach escribió esto para tapar la boca de la Iglesia alemana, que ponía la necesidad de reconversión espiritual del pueblo por encima de su alimentación (decían que el hombre sólo necesitaba pan y agua para vivir), no vislumbraría, supongo, que todavía siglo y medio después el mundo no estaría preparado para entender el sentido profundo de su afirmación. Ahora ya empezamos a enterarnos. Y sí, somos lo que comemos. En sentido literal.

Me lo aclara la doctora Rocío Práxedes, experta en nutrición y dietista nutricionista del Hospital Quirón Salud de Valencia: «Los seres humanos somos pura química. Y los nutrientes entran en nuestro cuerpo a través de los alimentos para transformarse en elementos químicos y energía. Las células, los órganos y los tejidos no pueden realizar sus funciones sin nutrientes. Sí, somos lo que comemos».

Cuatro kilos en el epicentro

Cuando abordábamos el sistema inmunitario, ese «yo» que nos defiende y al que podemos y debemos entrenar, situábamos aproximadamente el 80 por ciento de la energía y los componentes de ese universo defensivo y de mantenimiento en la microbiota intestinal, una megaciudad de seres vivos minúsculos y tan concentrados que su peso total podía alcanzar los cuatro kilos. Cuatro kilos de materia microscópica trabajando ahí dentro, en el lugar más delicado de nuestro organismo, puesto que es el más abierto a la entrada de posibles agresores: ¡la cantidad de patógenos que entran por la boca y llegan al intestino! Es verdad que muchos de los que se cuelan o, para ser estrictos, metemos nosotros mismos, mueren en las mucosas de la boca y los conductos digestivos o se abrasan en los ácidos del estómago, pero, aun así, al intestino llegan suficientes como para que allí deba estar en guardia, ordenado y dispuesto a actuar sin pensárselo un ejército preciso, entrenado y muy bien organizado de seres con los que hemos llegado a un acuerdo para que nos defiendan a cambio del asilo que les proporcionamos (eso es, como ya vimos, la microbiota).

La mayor concentración de bacterias del intestino está en el colon, en apenas metro y medio de conducto, que es lo que mide el intestino grueso. Ahí se asientan y desde ahí trabaja el 90 por ciento de ese ejército bacteriano al que albergamos en un régimen «mutualista», de común interés defensivo.

Por darte algunas cifras más: en la mucosa intestinal se calcula que hay mutualizadas de unos treinta a cuarenta billones de bacterias de unas mil especies diferentes, que comparten espacio con aproximadamente decenas de miles de especies de virus, pero, tranquilo, la mayoría está cazando bacterias por allí sin mucha intención de hacerte la puñeta.

La acción, el correcto funcionamiento o, como dicen los expertos, «el establecimiento y la evolución» de esta parte de nuestro organismo dependen de factores como el estilo de vida y, sobre todo, la alimentación.

Es evidente, por tanto, que un trato correcto y saludable mediante una alimentación que responda a patrones de equilibrio constituye un entrenamiento fundamental para nuestro sistema inmunitario. Por eso, la alimentación saludable es un pilar básico de atención y prevención en nuestro compromiso de salud a través del **inmunofitness**.

Una realidad aparte

Aquí no tenemos, como tenía Castaneda en su novela, un indio yaqui que nos revele los misterios de la existencia, quizá por eso esta parte nuclear de nuestro sistema inmunitario siga conservando para nosotros muchos rincones tan oscuros como los recovecos del intestino, tan desconocidos como las razones y los universos del indio don Juan. Lo que sí sabemos es que dentro del esquema defensivo de nuestro escudo antipatógenos, aquí se trabaja con estrategias distintas, se vive una realidad aparte.

Como ya vimos, éste es el lugar que más agresiones directas tiene que repeler. Ningún otro territorio del vasto universo de nuestro organismo, con la salvedad del aparato respiratorio, está tan expuesto como el digestivo. Tan es así que hay —recuerda— hasta tres barreras defensivas antes de que los nutrientes que llegan al intestino penetren en los caminos, carreteras y autopistas interiores cuya integridad y funcionamiento regulan las células y glándulas del sistema inmunitario. Es importante que tengamos claro que esto es el epicentro de la salud, que el escudo defensivo trabaja constantemente, sin pausa en ningún momento.

Se estima que más del 90 por ciento de las patologías están asociadas a un desequilibrio de la microbiota, lo que se llama **disbiosis**.

Ahí abajo, ahí dentro, en lo profundo de tu interior, no hay amigos. Recordemos que hay un acuerdo entre nosotros y un nutridísimo —aquí todo tiene dimensiones de microscópica enormidad— grupo de bacterias que, como las de fuera de las murallas del cuerpo, las que han acampado en la piel, nos defienden a cambio de casa y comida. Algunas de ellas, como las llamadas **comensales**, nos resultan particularmente útiles porque descomponen las cosas —alimentos, se supone— que hacemos llegar al intestino, para que sus componentes más beneficiosos, fundamentalmente las vitaminas, penetren en nuestro organismo y nos nutran, pero eso no quiere decir que sean amigas o busquen nuestro beneficio. Nosotros nos beneficiamos de su trabajo a cambio de casa y comida.

Gastos de defensa

Los ejércitos microscópicos del sistema inmunitario, su estructura y sus componentes, también necesitan nutrirse para trabajar en condiciones, para mantener y defender. Precisan, por tanto, de muchos **micronutrientes**: vitaminas, minerales, ácidos grasos, carbohidratos o polifenoles, entre otros muchos. Estas sustancias actúan como antioxidantes (las vitaminas A y E, por ejemplo), median en la inflamación, como los ácidos grasos de la familia omega-3 (¿a que eso te suena?), o hasta proveen de energía a las células del intestino manteniendo su integridad —importante en la unión celular que sella las paredes intestinales—, como, por ejemplo, la glutamina.

Precisamente la ausencia de antioxidantes es uno de los

reproches que se le pueden hacer a gran parte de las dietas que son habituales en nuestro tiempo, sobre todo de alimentos procesados. La doctora Rocío Práxedes advierte de que «los alimentos procesados están desplazando el consumo de los alimentos naturales; por lo general, son altos en grasas saturadas, azúcares y sal, bajos en fibra y sustancias fitoquímicas (anticancerígenas)». En países como Estados Unidos, los ultraprocesados —casi toda la bollería industrial y muchas de las carnes y vegetales que se sirven en lugares de comida rápida— aportan más del 70 por ciento de las calorías ingeridas por los niños. En España, estamos mejor, pero la dependencia de esa alimentación pobre en antioxidantes y fibra y rica en azúcares aumenta entre las personas con menos capacidad adquisitiva.

Comemos muchos más hidratos de carbono de los que quemamos con el ejercicio, y eso son azúcares como los que llevan los alimentos procesados. Además, nuestro abanico de alimentos es también más escaso de lo que debiera, y eso nos lleva a un déficit de micronutrientes que necesitamos para mantener en forma el sistema inmunitario.

La doctora Sari Arponen añade en su obra que «en la actualidad, muchos alimentos tienen menor densidad de micronutrientes que antaño, al igual que los tomates del súper no saben como los del pueblo. Por ejemplo, en un estudio se constató que hoy necesitaríamos comer ocho naranjas para obtener la misma cantidad de vitamina A que hace setenta años con una», y hace una inquietante afirmación que señala un problema de futuro que se hace ya tristemente presente: «El empobrecimiento de las tierras de cultivo y los cultivos intensivos tienen su contrapartida negativa».

Velar por los que velan

Es importante tener en cuenta que el entrenamiento del sistema inmunitario tiene mucho de acción individual. Cada persona tiene su identidad y su carácter, pero también su propia genómica y su microbiota particular. Es, por tanto, muy aconsejable que tratemos de conocer todo lo que podamos de nosotros mismos para ajustar nuestro entrenamiento para la salud a las necesidades y peculiaridades propias.

No es sólo cuestión de gustos, sino de una aproximación razonable y eficaz a la mejora de nuestra propia salud individual. Con acciones así contribuimos, qué duda cabe, a la mejora de la salud social, pero el abordaje de estos cambios o la perseverancia en las decisiones sobre salud individual deben basarse en el más estricto conocimiento de nuestro propio organismo. Evidentemente, en materia de mejora física y mental, pero también a la hora de servirnos de la alimentación para mejorar nuestra salud inmunitaria.

No todas las dietas sirven o sientan igual, no todos los regímenes nos afectan de la misma forma. Tampoco tenemos el mismo acceso a determinados alimentos, ni las mismas condiciones económicas.

Con todo, sí podemos señalar algunos horizontes, algunos caminos de ancha banda o margen suficiente como para transitar por ellos, cada uno con su propia mochila o su bicicleta particular.

Madre Naturaleza

Aquí también hemos de considerar que parte del viaje saludable pasa por recuperar nuestra relación con la Naturaleza.

«Los alimentos naturales, si hay una correcta manipulación y almacenamiento, preservan bien los nutrientes y los elementos fitoquímicos presentes en ellos», nos explica la doctora Rocío Práxedes. «Además, el alimento es el "envase" idóneo, de aquí surge el concepto de "matriz alimentaria" que se refiere a cómo las sustancias nutritivas y no nutritivas interaccionan entre sí y le confieren al alimento en cuestión las propiedades que lo caracterizan, de forma que una naranja consumida entera tiene diferentes propiedades que un zumo elaborado a partir de la misma naranja.»

La ciencia de la nutrición tiene perfectamente estudiado el enorme beneficio del primero de los alimentos naturales, la leche materna: se ajusta a las necesidades del lactante con los macronutrientes y la energía que necesita en esa primera etapa de debilidad de un sistema inmunitario en formación. Nutre perfectamente el cerebro y además favorece (esencial aquí el contacto con la madre) el desarrollo emocional. Ya ahí se sella el organismo frente al desarrollo de enfermedades crónicas en la vida adulta... Nuestro primer alimento es, por tanto, el primero de los regalos de la Naturaleza para mejorar el sistema inmunitario.

Pero nos ofrece mucho más.

En realidad, una dieta que aproveche las posibilidades de alimentos naturales, incluidas carnes y vísceras, pescado, vegetales, legumbres o frutos secos, hace innecesario que tiremos de complejos vitamínicos, a no ser que padezcamos alguna patología o estemos en alguna suerte de élite deportiva (que eso requeriría ya otro tratado de salud inmunitaria). Para las personas como tú y como yo, que sólo aspiramos a mejorar nuestra calidad de vida y amortiguar los efectos del paso del tiempo (la inmunosenescencia, que está ahí y nos tocará a todos, no lo olvides), atender a lo que tenemos alrededor —y si es cerca, mejor— es suficiente para alcanzar la meta.

A MODO DE MAPA DEL TESORO

Éstas son algunas de las vitaminas que necesitamos, qué hacen y dónde se encuentran:

Vitamina A: protege la piel, esencial para la vista. Está en huevos, zanahorias, pimientos y calabazas.

Vitamina D: refuerza los huesos absorbiendo el calcio. Se encuentra en pescados y, sobre todo, en la exposición al sol.

Vitamina E: antioxidante que produce anticuerpos. Se encuentra en frutos secos y semillas, y en grasa animal.

Vitamina B1: metaboliza hidratos de carbono. Está en cereales (no refinados), huevos, nueces y vísceras.

Vitamina B2: antioxidante y energética, refuerza la envoltura de los nervios y contribuye al crecimiento. Está en almendras, carne, vísceras y levadura de cerveza.

Vitamina B3-B5: metabolismo de grasas, refuerzo de mucosas. Se encuentra en frutos secos, hígado y legumbres.

Vitamina B6: metabolismo de neurotransmisores. Están en pescados, vísceras y frutas no cítricas.

Vitamina B7: protege la piel y las mucosas, favorece la producción de citoquinas. Se encuentra en la yema de huevo, levaduras, patatas, plátano y uvas.

Vitamina B12: repara tejidos y forma glóbulos rojos. Está en alimentos de origen animal.

Vitamina C: antioxidante, protege las mucosas. Se encuentra en frutas y verduras, sobre todo cítricos.

Como nos recuerda la doctora África González Fernández, la mayoría de las vitaminas y nutrientes que necesita nuestro sistema inmunitario no podemos producirla y, por tanto, hay que buscarla fuera. Además, «las cantidades que necesitamos son bajas y con una dieta correcta y, sobre todo, alimentos frescos y no sobrecocinados, tenemos el aporte necesario sin necesidad de ningún suplemento adicional».

Un poco de ayuda

Vitaminas, minerales y oligoelementos como el hierro, el zinc, el selenio, el magnesio, el yodo (algunos de los cuales forman parte de proteínas que ya tenemos) deben ordenar una dieta que aspire al equilibrio y, por tanto, a la salud, pero, a veces, podemos dar un pequeño empujón con otros productos tratados y sin embargo saludables. Me refiero a los llamados **probióticos**. La Organización Mundial de la Salud los define como «organismos vivos que, cuando se administran en las cantidades adecuadas, confieren un beneficio para la salud de quien los consume».

En definitiva, bacterias artificialmente manipuladas para reforzar la microbiota. Algunas de esas bacterias pueden tener origen humano.

Y, en contra de lo que parece, estos probióticos no responden a una moda presente. En 2015, un informe publicado por el Departamento de Tecnología Farmacéutica de la Universidad de Granada ponía en valor los efectos beneficiosos de estos microorganismos: «Los avances científicos de los últimos años respecto a la correlación existente entre la microbiota humana y el estado de salud del individuo avalan la necesidad de los mismos. Son numerosos autores los que tratan de evidenciar los efectos beneficiosos que ejercen estos microorganismos sobre diferentes patologías, tales como diarrea, colitis ulcerosa y enfermedad de Crohn, obesidad y diabetes, intolerancia a la lactosa, alergias o cáncer».

Lo que hacen estos **probióticos** es facilitar el funcionamiento intestinal, conservar o aumentar el número de bacterias beneficiosas y evitar inflamaciones. Yogures, kéfir y algunos fermentos lácteos vivos contienen estas combinaciones de microorganismos.

No se trata de ponerse exquisitos y empezar a sufrir como si estuviéramos a régimen. Mucho menos en una sociedad como la nuestra, para la que la alimentación forma parte de la relación social cotidiana y la gastronomía es un arte del que tenemos sobradas razones para enorgullecernos. Lo que tenemos que hacer es convertir el placer de la mesa y el encuentro en una forma de entrenar nuestro sistema inmunitario.

ALIMENTANDO NUESTRA FAUNA INTERIOR

Más del 90 por ciento de las patologías tienen asociadas un desequilibrio de la microbiota. Es lo que se llama disbiosis. Como afirma la doctora Olalla Otero: «Saber que tenemos microbiota y lo importante que es para nuestra salud es parte del comienzo del camino hacia la salud crónica». La lactancia materna, el tipo de alimentación, los fármacos que utilizamos y la forma de vida o la zona en que vivimos afectan a la microbiota, sobre la que actúan los probióticos. Estos organismos vivos se designan con su género, especie y cepa, que determina las propiedades o acciones de pueden realizar. El uso que les damos, en definitiva. Existen bancos de cepas a las que los científicos acuden para crear las combinaciones precisas para determinada microbiota.

Una vida activa, una vida vivida

Te propongo un recorrido por tus emociones.

¿Qué te sucede cuando te acercas a la Naturaleza con la atención despierta y dispuesto a disfrutar con todos los sentidos? Te sientes feliz y sereno. Vivo, ¿verdad?, sobre todo vivo. Esa conexión de la que te hablaba al explicarte los modernos «baños de bosque» se capta cada vez que, sobre todo quienes vivimos habitualmente en espacios urbanos, nos sumergimos en el ambiente singular de los territorios naturales.

Un antiguo maestro de meditación que tuve explicaba esa sensación como un fenómeno vinculado a nuestro «ser esencial», que es una forma de referirse a la programación genética que todos tenemos como seres humanos. La evolución de nuestra especie responde más a los lentos procesos biológicos que a los vertiginosos viajes de la tecnología, lo que provoca una disrupción entre nuestra propia naturaleza y el ambiente que creamos a nuestro alrededor. Como sostiene la doctora Martinón Torres, muchas de las enfermedades presentes se entienden por la falta de adaptación de nuestro organismo a la sociedad tecnológica en la que ya vivimos. Por eso, la atención a la Naturaleza despierta nuestra esencia más profunda. Nos conecta con nosotros mismos en un sentido mucho más literal del que a menudo le damos a la expresión.

El sistema inmunitario percibe este desajuste y el sedentarismo que implica nuestra rutina (la mayoría de nosotros, en el Occidente civilizado y confortable, apenas hace ejercicio o directamente no hace ninguno) desactiva en gran parte su capacidad de reacción. No sólo se atrofian o degradan los músculos y los huesos, también lo hace nuestro ejército de defensores internos y externos.

Volvamos a las emociones. Sitúate a la orilla del mar en

uno de esos días en los que se percibe la salada humedad y un olor lejano pero preciso, muy característico, que nos lleva a sentir que «huele a mar». Esa maresía (así se llama ese aroma, qué hermoso nombre, ¿verdad?) pueden ser algas, puede ser la sal, las rocas mojadas..., o puede que sea una mezcla de todo ello. Normalmente, lo que con más contundencia percibimos es el sulfuro de dimetilo que proviene de la descomposición de microalgas, pero los expertos nos cuentan que en realidad ningún olor de la Naturaleza responde a un solo organismo o tiene una única fuente. El caso es que nos hace sentirnos bien, y eso genera sustancias que refuerzan nuestro sistema inmunitario, como las **endorfinas**, la **serotonina** o la **dopamina**, vinculadas también a estados emocionales satisfactorios. Nos sentimos felices. Por no hablar del yodo, que la brisa marina transporta en cantidades suficientes como para que su entrada a través de la nariz en nuestro organismo ayude a reforzar su respuesta inflamatoria o actúe como antioxidante. Sí, ese mismo yodo que, por ejemplo, reduce la acumulación de colesterol en las arterias o influye en la producción de hormonas que afectan al metabolismo.

Viajemos ahora al bosque, embosquémonos, pero no para ocultarnos, sino para conectar y descubrir. ¿Conectar con qué? Con la Naturaleza, con nuestras emociones primarias, con la verdad profunda de nuestro origen como especie animal. Respiremos hondo. Huele a humedad, a madera, a hojas secas. Esta vez el aire tiene otros componentes, como **fitoncidas**, sustancias volátiles que árboles y plantas producen para defenderse de insectos, hongos y bacterias, y que nos sirven también a nosotros: ¡compartimos herramientas defensivas que la propia Naturaleza nos regala! Gran parte del aire que respiramos en un bosque contiene antibióticos naturales. Y un paseo sereno y atento contribuye a que aumenten los linfocitos que, como sabes, son la herramienta esencial de nuestro sistema inmunitario.

Recorremos ahora un parque cercano a nuestra casa o un camino abierto en un día de primavera soleado y tibio. Podemos ir caminando o en bicicleta. Algunos incluso corriendo (los más activos, los más deportistas). Con el sol sobre nosotros, la Naturaleza nos está brindado otro regalo vital, impagable para nuestro sistema inmunitario: la vitamina D. Es ésta una de las más importantes de todas las que refuerzan las defensas. Entre otras muchas tareas, esta vitamina es alimento de los macrófagos, las células «de asalto», de primera línea del sistema inmunitario. Pero no sólo refuerza el sistema innato de primera línea, sino también regula la producción de proteínas antimicrobianas para la microbiota intestinal y modera el riesgo de descontrol de la inmunidad adaptativa.

Podríamos seguir el viaje, o los viajes, encontrando en cada territorio al aire libre beneficios suficientes como para estimular y entrenar a nuestro sistema inmunitario. Pero esto era, si me lo permites, apenas una introducción. Una forma de situarnos ante este pilar fundamental del **inmunofitness** que es la vida activa y el ejercicio.

Este cimiento de la gimnasia de nuestras defensas no implica liarse con un ejercicio físico más allá de nuestras posibilidades. Al contrario, su valor, su enorme margen de beneficio, proviene de lo fácil y cercana que resulta su práctica. Basta respirar al aire libre, salir al exterior, moverse y disfrutar para aprovechar este instrumento de salud inmunitaria.

Sobrados de razones

La Organización Mundial de la Salud calcula que hasta cinco millones de muertes al año podrían evitarse si la población mundial fuera más activa. «Todas las personas, sea cual sea su edad y capacidades, pueden ser físicamente activas, y cada tipo de movimiento cuenta», afirma la OMS.

Sus últimas directrices en ese sentido recomiendan de ciento cincuenta a trescientos minutos de actividad física a la semana, moderada —o vigorosa quien pueda— para todos los adultos, y un promedio de sesenta minutos al día para los niños y adolescentes.

Según los datos de la organización, uno de cada cuatro adultos y cuatro de cada cinco adolescentes —me temo que aquí tenemos también con ellos un problema— no realiza suficiente actividad física.

La Encuesta Europea de Salud del año 2020 fija el porcentaje de adultos que realizan actividad física en España en poco más de un 26 por ciento, y por encima de un 36 por ciento de los españoles confesamos directamente que somos sedentarios también en nuestro tiempo libre.

Una más reciente, del año 2021, concluye que España es el cuarto país de Europa con más personas completamente sedentarias y la media de actividad es de 5,2 horas semanales, frente a las 6,1 de media europea o las envidiables 12,8 de los Países Bajos, que encabezan la lista. Es, me parece, para hacérselo mirar.

No es tan complicado. La propia Organización Mundial de la Salud propone no sólo paseos o deporte, «también el baile, el juego y las tareas domésticas cotidianas, como la jardinería o la limpieza». El caso es activarse.

Mineralizarse y vitaminarse

Uno ya tiene sus años y recuerda aquellos dibujos animados de «Super Ratón» —la tele era entonces en blanco y negro, fíjate si hace años— que terminaban siempre con una invitación a los niños para «supervitaminarse y mineralizarse».

Se supone que el mensaje era que podrías ser tan fuerte como aquel ratón prodigioso si tomabas vitaminas y minerales.

Hoy ya sabemos que no sólo la alimentación, sino también el ejercicio son fuente de vitaminas y minerales que refuerzan nuestra capacidad de ganar en salud y dotar de más vigor a nuestro sistema inmunitario. Y ojo, no sólo al adaptativo, el «listo» que evoluciona con nosotros y ejecuta estrategias de anticipación, sino también el innato mejora con el entrenamiento a través de la vida activa y el ejercicio.

Empiezo por algo que quizá te sorprenda. Algo tangible y muy cercano. Tanto como el sudor. La secreción que siembra la piel de sustancias bactericidas no sólo mejora la producción de **endorfinas**, sino también estimula directamente el propio sistema inmunitario intensificando la producción de **leucocitos** o glóbulos blancos ejecutores básicos de la respuesta inmunitaria. Sumemos a esto que el ejercicio hace que estos glóbulos y los anticuerpos circulen a mayor velocidad, por la mejora de la circulación sanguínea, lo que hace que aumente su capacidad de actuación: cuanto más rápido patrullen, antes podrán responder a las órdenes de actuación. Además, la oxigenación celular que provoca afecta positivamente al metabolismo celular, incluido, por supuesto, el de las células del sistema inmunitario. El adaptativo, pero también el innato, como hace el sol y su vitamina D con los macrófagos: el ejercicio físico aumenta la capacidad de acción de los neutrófilos, esos apasionados combatientes de la primera línea de defensa.

Y afecta considerablemente a la reducción del estrés. ¿Cómo? Disminuyendo la producción de hormonas como el **cortisol** y la **epinefrina**, al tiempo que aumenta los niveles de **serotonina** y **dopamina**.

Pero en torno a esto debemos hacer una consideración muy importante: no pasarse. Como sugiere la OMS, conviene que el nivel de ejercicio sea moderado o, al menos, acorde con la capacidad de cada uno de nosotros. Aquí el exceso también puede resultar negativo, perjudicial. Ejercitarnos más allá de nuestras posibilidades puede inducir a una peor respuesta inmunitaria por el estrés que genera y la estimulación consiguiente de los **radicales libres** por la mayor oxigenación de nuestro organismo. Y estos «radicales» son moléculas que se originan en los procesos metabólicos celulares, que, unidas y actuando en común, pueden dañar a las proteínas del sistema inmunitario.

¿Con receta médica?

Parece una broma, como una aspiración utópica inalcanzable aún: ¿y si los médicos recetaran ejercicio como parte de una estrategia de salud?

La verdad es que ésta es una medicina que carece de efectos secundarios si se aplica en las dosis adecuadas. Lo interesante es que empieza ya a haber algún intento en ese sentido, y en 2022 el Sistema Nacional de Salud británico puso en marcha un plan para que los médicos de atención primaria comenzaran a recetar ejercicio físico dentro de un programa de «prescripción social» de actividades saludables. Mejor ejercicios que fármacos; así, de paso, se ahorran también gastos.

Quizá sea una buena idea importar eso aquí, pero requiere algo más que voluntad. En primer lugar, una cultura de la prevención que aún no está suficientemente asentada en la población, ni tampoco entre los médicos, sobre todo en atención primaria. No digo que no manejen la prevención como herramienta de salud global e individual. Pero la importancia del ejercicio físico como objeto de prescripción preventiva ni se contempla ni parece que, al menos de momento, se la espere. Además, ni la sociedad española ni las instituciones que gestionan la salud —las autonomías, en nuestro caso— parecen haber comprendido aún la conexión directa entre el ejercicio y su rentabilidad social, incluso económica, como instrumento de prevención. Y eso que la Organización Mundial de la Salud calcula que el coste del sedentarismo en la población y sus consecuencias sanitarias puede situarse en los 54.000 millones de dólares al año en todo el mundo.

Quizá sea también el momento de plantearse prescribir la actividad en la Naturaleza, el contacto con entornos verdes y la exposición a la luz natural y al sol en condiciones saludables, la vida activa, en fin, como medicina barata y natural integrada en proyectos de salud social e individual de futuro, porque presente saludable y entrenamiento para mejorar nuestras defensas ya lo son claramente.

Es verdad que, como sostiene la doctora Sari Arponen, la dicotomía entre ejercicio y sedentarismo es falsa, «porque el ser humano activo, el que se mueve, el que hace ejercicio, debería ser el sujeto de referencia; el sedentarismo es lo anormal, no la posición de partida con la que nos debemos comparar». Estoy de acuerdo con ese análisis, pero aquí sucede un poco como con las cuotas femeninas en los consejos de empresas: aceptando que lo correcto es estimular la excelencia y no el género, parece inevitable agarrarse al artificio de las «cuotas» para ir abriendo ventanas de oportunidad. No se trata de primar el ser mujer, sino de romper la barrera social y cultural que ha impedido la igualdad. Del mismo modo, potenciar lo positivo del ejercicio, forzar incluso que se prescriba como terapia individual o social, abre nuevas vías de oportunidad, aunque sea jugando a una dicotomía que niegue la evidencia de que por encima de todo somos seres que necesitan Naturaleza y movimiento.

La mente sana

Desde hace algún tiempo llevo un audífono. Es la consecuencia de décadas de trabajo con auriculares a un volumen inadecuado. Para ser precisos, demasiado alto. Lo notaba especialmente en los últimos años de pérdida auditiva. Cuanto peor oía, más altos me ponía los auriculares y, cuanto mayor era el volumen, más profundo el desgaste del oído interno.

¿Es esto una respuesta del sistema inmunitario a la pertinaz agresión de un ruido constante? No tengo constancia; tampoco de lo contrario. Y no estoy seguro de que la ciencia lo sepa con certeza. Pero algo en mí actuó para defenderse de ese ataque diario. La sordera ha sido una forma de responder al ruido innecesario.

Quizá yo no fuera consciente, o al menos no tanto como mi propio sistema defensivo, de que el ruido me estresaba y, al convertirse en crónico, ese estrés estaba rumiando una reacción que con el tiempo puso una barrera natural y limitó mi capacidad auditiva.

Lo que sí está comprobado y medido es que el ruido es uno de los principales estresores que activan respuestas biológicas del sistema inmunitario. El ruido nos desequilibra y, como respuesta, las cápsulas suprarrenales, que son glándulas situadas sobre los riñones, generan una hormona llamada **cortisol** que, como ya te he contado antes, es inmunodepresora, o sea, que apaga o debilita el sistema inmunitario. ¿Es definitivo este bajón? No. Se produce en situaciones de estrés crónico, no puntual. ¿Es el culpable de mi sordera? Quién sabe.

Esta hormona, el **cortisol**, actúa sobre todo en el timo y en los ganglios linfáticos. Te recuerdo que el primero es esa especie de escuela donde las células —linfocitos— T se forman y seleccionan para, entre otras cosas, no actuar contra

El equipaje · 89

el propio organismo que defienden, y que en los ganglios linfáticos se generan y organizan las estrategias defensivas del sistema inmunitario, o sea, que poca broma con esta hormona.

Lo que hace el estrés crónico es cambiar la conducta de las células T, de forma que pueden tomar decisiones equivocadas y desequilibrar completamente la reacción defensiva del organismo. Las heridas cicatrizan más lentamente y eso ayuda a las infecciones.

Es innegable que el estrés crónico es, con el sedentarismo, uno de los mayores factores de riesgo para la salud. Pues imagina cuando ambos aparecen juntos.

Por eso es fundamental alejarse de situaciones que provoquen estrés crónico y cultivar un entrenamiento que mejore nuestra salud mental. Esa búsqueda es el cuarto gran pilar del **inmunofitness**.

EL EJEMPLO DE LOS CABALLOS

El estrés forma parte de nuestra programación natural como mecanismo de defensa. Sucede lo mismo que con estímulos como el hambre, la sed o el miedo: provocan reacciones de defensa y, en muchos casos, salvamento. Un estrés agudo que genera adrenalina de forma instantánea nos activa para resolver una situación de peligro inminente, como coger al vuelo a la niña que se va a caer del columpio o dar un volantazo ante la inminencia de un choque o un atropello con el coche. El hambre, la sed, el miedo o el frío estimulan reacciones de todo nuestro organismo activando mecanismos de defensa externa e interna. La inmunodepresión, y con ella el peligro, llega cuando las situaciones de estrés se suceden hasta cronificarse. Quizá el problema es que nos hemos acostumbrado a un modelo de vida excesivamente confortable. Hemos sacrificado nuestra capacidad de vigilancia y atención por la seguridad y la tecnología. Mis caballos, por ejemplo, pastan felices con espacio y comida suficiente para vivir como deben, o sea, como caballos. Como son animales depredados mantienen constantemente la atención ante posibles peligros. No se estresan salvo ante una situación que perciben como de riesgo real. Entonces, reaccionan y huyen. En poco tiempo recuperan su estado y serenan su sistema defensivo. No viven en un estrés continuo, pendientes de ascender, de no sufrir, de llegar a fin de mes, de sus jefes —bueno, esto un poco, pero es su naturaleza—, de que tienen que terminar un trabajo o no han sido seleccionados para un puesto. No hace mucho, nuestros antepasados vivían bajo un orden natural similar. Mejor, porque razonaban y se organizaban activa y eficazmente para sobrevivir. Pero un día renunciaron a la caza y se hicieron agricultores, sometiéndose al riesgo real de escasez; fueron cambiando de hábitat y, gracias a su inteligencia, desarrollaron tecnologías que mejoraban su vida. Hasta que llegó un momento en que las organizaciones y la tecnología empezaron a evolucionar más deprisa que su biología. Y aquí estamos. No queremos ser caballos; de hecho, es el animal al que más progresos debe el hombre y como pago los hemos encerrado y roto el alma. Pero los que pueden disfrutar de libertad nos enseñan, como todos los seres libres, que en la naturaleza, en volver a conectar con ella, está gran parte de la satisfacción vital y la seguridad biológica que hemos perdido. Mantenemos a raya a las bacterias, hemos vencido a enfermedades mortales, alcanzado el beneficio impagable de las vacunas, vivimos más y mejor. Lo malo es que nuestro cuerpo y nuestra mente todavía no se han enterado.

Vamos a la cama

El psicólogo Allan Rechtschaffen, que dedicó la mayor parte de su vida a investigar el sueño, dijo que «si el sueño no cumple una misión absolutamente vital, entonces es el mayor error que el proceso evolutivo haya cometido nunca». Lo cita el neurocientífico y también psicólogo Matthew Walker en su libro *Por qué dormimos*. Ambos sostienen que el ser humano no ha investigado suficientemente sobre el sueño y por eso su razón y sus funciones siguen siendo en gran medida un misterio. Sabemos que sin él no podemos vivir, aunque no se haya medido aún cuánto podemos hacerlo. Sí sabemos que a las setenta y dos horas empiezan a aparecer los problemas. Y muchos de ellos afectan a nuestro sistema inmunitario.

¿Por qué afirma Rechtschaffen que es un error evolutivo? Porque durante el sueño los humanos, como todos los animales, nos volvemos vulnerables, nos ponemos absolutamente a merced de cada enemigo; tampoco nos alimentamos ni, al menos durante las horas del sueño, nos reproducimos cuando vamos a dormir, pero lo necesitamos. Es, en efecto, absolutamente vital. La reconexión neurológica y el mantenimiento interno del propio sistema inmunitario se producen durante el sueño. Es en ese tiempo cuando el organismo regenera parte de sus células y se liberan hormonas como la **melatonina**, conocida como hormona de la juventud. Y cuando estamos dormidos, dejamos de fabricar **cortisol** y se detiene también la producción de adrenalina.

Sin el sueño, ninguna otra de las patas del **inmunofitness** tiene eficacia ni sentido: la vida no puede ser activa sin descanso y, sin descanso, el ejercicio es imposible. La alimentación tampoco cumple su función si dejamos al organismo sin reposo. Una mente sana es impensable sin sueño; de hecho, su ausencia es una de las más evidentes fuentes de estrés y desequilibrio emocional; incluso las vacunas limitan sus efectos en quienes no han dormido suficiente: antes y después de que se administre una vacuna es indispensable una correcta higiene de sueño. La doctora Sari Arponen expone una cifra muy reveladora en la obra citada: «En sólo una semana de sueño insuficiente cambia la expresión de más de setecientos genes relacionados con el metabolismo y el sistema inmunitario».

UNA PROPOSICIÓN BIOLÓGICA. O DOS

En una entrevista en el diario *El País*, el catedrático de Fisiología, Juan Antonio Madrid, explicó muy gráficamente la forma en que el desajuste biológico al que hemos llegado con nuestra forma de vida se manifiesta en el sueño. En un estudio realizado por el Laboratorio de Cronobiología y Sueño de la Universidad de Murcia se monitorizó a nueve mil ochocientos pacientes, de los que se obtuvieron datos de exposición a la luz, actividad y sueño. Una de las observaciones fue que muchos de ellos se despertaban entre las tres y las cuatro de la mañana. El doctor Madrid recuerda que ése es el momento en el que en la Edad Media se producía un gran despertar. «En aquellos tiempos del sueño bifásico, las personas se acostaban pronto, más o menos unas dos horas después de la puesta del sol, y tenían un período de despertar de entre una a tres horas durante la madrugada que dedicaban a la oración, la lectura, tener relaciones sexuales o contarse historias. Luego volvían a dormir un segundo sueño. Cuando llegaba la primavera, los dos sueños empezaban a unirse, hasta casi fusionarse en verano, momento en el que aparecía la siesta. Era un sueño mucho más dinámico que el nuestro y que se modulaba en función del cambio estacional.» Mucho más coordinado con nuestros ritmos biológicos y, por tanto, mucho más saludable. El escritor francés Emmanuel Carrère, en su libro *Yoga* cuenta cómo el militar, explorador y místico Charles de Foucauld, cuando se despertaba de noche, fuese la hora que fuese, tenía por principio levantarse y considerar que la jornada había empezado. Quizá sea una determinación extrema, o hasta una forma resignada de enfrentarse al insomnio, pero se me antoja una propuesta de gestión del sueño que, hermanada con la anterior, quizá nos ofrezca una más saludable manera de dormir.

Todas las especies animales tienen cambios cíclicos que se renuevan cada veinticuatro horas. Se llaman **ritmos circadianos**. Son esos ritmos los que gobiernan nuestro sueño o, al menos, deberían hacerlo. No tener en cuenta esos ciclos de programación biológica altera todos nuestros sistemas, pero sobre todo el nervioso y el sistema inmunitario. Su ajuste es fundamental como objetivo vital esencial. No es que dormir sea bueno para nuestras defensas, es que no hacerlo las destroza. Alzhéimer, cáncer o diabetes —dormir poco altera los niveles de azúcar en sangre— están relacionados con esa falta de sueño, que también debilita las arterias, con lo que se amplían las posibilidades de ictus y de infartos.

En *Por qué dormimos*, Matthew Walker califica el sueño como «la fuerza preeminente en la trinidad de la salud», refiriéndose a los demás pilares del **inmunofitness** que, junto a las vacunas, son la alimentación y el ejercicio físico. Trinidad de la salud, quédate con eso. Walker fija, de esta forma resumida, lo que el sueño hace con nosotros: en primer lugar, «repone el arsenal de nuestro sistema inmunitario, ayuda a combatir la malignidad, previene las infecciones y evita todo tipo de enfermedades. El sueño modifica el estado metabólico del cuerpo ajustando el equilibrio entre la insulina y la glucosa circulante. El sueño contribuye a regular nuestro apetito, ayudando a controlar el peso corporal al fomentar la selección de alimentos saludables en lugar de la impulsividad imprudente. Un buen sueño mantiene un microbioma floreciente dentro de tu intestino. El sueño adecuado está íntimamente vinculado a la capacidad de nuestro sistema cardiovascular, disminuyendo la presión arterial y manteniendo nuestros corazones en buen estado».

Y podemos seguir: durante el sueño se reparan los daños en el sistema músculo-esquelético y los tejidos, incluyendo los del sistema nervioso, y se consolida la memoria...

Visto así no es extraño que considere que el sueño es «el mayor esfuerzo de la Madre Naturaleza contra la muerte».

Y, sin embargo, dos tercios de los adultos en todo el mundo no llegan a las ocho horas de sueño nocturno según la Organización Mundial de la Salud, que fija en ese tiempo la necesidad normal de sueño. Hasta un 10 por ciento de la población mundial está aquejada de insomnio.

Lo malo es que en nuestro tiempo, como afirma el doctor Juan Antonio Madrid, nuestra sociedad prima los desajustes del sueño, prestigia el no dormir: «En cambio, el que duerme las horas necesarias enseguida es señalado como perezoso. A nivel profesional se valora el estar siempre activo. Es casi una cuestión de estatus. Tenemos que cambiar esa percepción».

El doctor advierte de esa realidad en la que vivimos y de la que no sé si somos conscientes, pero que al menos intuimos, seguro, la **cronodisrupción**, «que se relaciona con una afectación del sistema inmunitario y con alteraciones reproductivas, además de con un incremento de los trastornos del sueño». Estamos enganchados a las pantallas, nos acostamos con ellas, vivimos bañados de la luz azulada de los ordenadores, en un mundo sedentario que extiende el ocio a la noche y las cenas casi a la madrugada y cree poder descansar durmiendo durante el día. Los turnos de trabajo, los largos viajes, los cambios de hemisferio en apenas unas horas, presionan en esa dirección disruptiva que violenta nuestro organismo y debilita sus defensas.

Nos encantan las luces de la ciudad y vibramos con los alumbrados navideños; estamos conectados con el mundo e iluminamos nuestras noches con pantallas al exterior, pero la luz en exceso o mal administrada vuelve a ser otro de los desajustes a que sometemos a nuestra biología, que evoluciona más lenta que nuestra sociedad y la tecnología. La luz intensa y permanente reduce la melatonina, que es la hormona que induce al sueño para reorganizar nuestro cerebro y nuestras defensas.

Además, nos estresa. ¿A qué te suena la tensa atención a los mensajes que llegan por WhatsApp, los likes en redes sociales, el constante flujo de información que nos mantiene pegados a la pantalla? Conectar para desconectar, rezaba un lema que hace algunos años nos proponía desatarnos poco a poco de la tecnología. Evidentemente, no tuvo éxito.

La respuesta positiva y saludable a todo esto la tenemos al alcance de la mano: vivir conscientes y reconectar con la Naturaleza. Y, sin temer a la muerte, como Hamlet, sino más bien para alejarla, «dormir, tal vez soñar».

La atención centrada en un solo punto

Quizá en este momento regreses de una pequeña interrupción en la lectura o acaso esta sugerencia te invite por sí misma a tomarte un respiro o quién sabe si al llegar a estas líneas este toque de atención te ha servido para reconcentrarte en lo que estás leyendo, pero es casi seguro que en algún momento de los últimos minutos que le has dedicado a este libro, o a cualquier otra actividad, tu mente ha viajado a otros territorios, te has distraído, has vuelto a problemas, ideas o preocupaciones presentes que por un instante —hasta que lo reconduces y regresas— te han sacado del universo que aquí estamos compartiendo.

La distracción, la desconexión temporal de lo que hacemos en el momento presente es bastante común, aun en el caso de que estemos muy concentrados y nos guste mucho. Puede durar más o menos, pero siempre terminamos distrayéndonos en algún momento. Sin embargo, ésa es otra de las acciones de las que tampoco sabemos mucho. De hecho, no ha sido hasta hace relativamente poco tiempo cuando los científicos —investigadores de la universidad californiana de Riverside— han encontrado en qué parte del cerebro se encuentra el punto de bloqueo de las distracciones.

Distraerse no es malo, pero refleja un rasgo de nuestra biología que puede afectarnos y, de hecho, nos afecta negativamente de manera habitual. La mente, esa carroza tirada por caballos sin control, como la definen algunos místicos hindúes, nos impide a menudo el descanso o la serenidad, nos altera o nos asusta, nos induce al miedo o a la angustia, con todo lo que eso implica de generación de ansiedad y estrés. Y el estrés, ya lo hemos visto, no refuerza precisamente el sistema inmunitario. Hay una de esas frases de citas habituales muy precisa y cargada de razón; la misma se atribuye al filósofo francés renacentista Michel de Montaigne: «El que teme padecer, padece ya lo que teme». Ignoro si es suya o no, pero a menudo pienso en ella.

Todo esto, que quizá te resulte innecesario recordar por obvio, viene al caso por otra de las actividades esenciales a la hora de entrenar la salud de nuestras defensas para procurarnos una mente sana: la meditación.

Hay mucho mito y bastante noticia falsa en torno a esta práctica. De entrada, meditar no es dejar la mente en blanco, más bien al contrario, supone activarla con intensidad, pero en la dirección correcta. Meditar no es perderse en la nada, sino centrarse en el todo. Como dicen los budistas, toda la atención centrada en un solo punto. Es la vida presente. Y, por esa razón, la más plena. De modo que, al contrario de lo que muchos puedan creer y alguno hasta decirte, meditar no es quedarse en blanco, sino vivir con intensidad, con toda la intensidad que tu mente puede aplicar en ello. Meditar, como afirma el escritor francés Emmanuel Carrère, es ver tus pensamientos tal como son.

Por esa razón, también es una falsedad creer que la meditación relaja. ¿Cómo va a relajar la conciencia plena? Lo que hace es promover en tu organismo la beneficiosa realidad de dejar el camino libre a que tu parte inconsciente haga su trabajo —como lo hace durante la noche— mientras tu atención se queda suspendida en algo concreto, preciso, permanente. Cesa el estrépito de los caballos sin control. Es como el sueño, pero ejercitando la **atención**.

El bienestar inmediato que procura tiene que ver con el descanso que se le concede al cuerpo y a la mente. La atención centrada en un solo punto.

La mente se escapa constantemente, al pasado, al futuro, a una realidad vivida en presente, a los miedos, al dolor, a la memoria. ¿Qué porcentaje de nuestra atención, de nuestras conexiones neuronales, dedicamos a vivir el presente?

Me hace mucha gracia ver a turistas fotografiar paisajes, monumentos o situaciones para guardar para el futuro ese instante recuadrado de la foto, cuando lo realmente mágico, lo inolvidable, es lo que pasa ante nuestros ojos. He visto mucha gente perderse un atardecer por querer fotografiarlo.

No hay demasiados estudios sobre los beneficios concretos de la meditación en la salud. Si uno busca y rebusca, prácticamente se encuentran siempre los mismos, bastante parciales y relativamente recientes. Pero mi experiencia personal y lo que algunos de esos estudios concluyen es que meditar equilibra el sistema inmunitario en tanto disminuye el estrés y lo que éste tiene de negativo o debilitante. Reduce además los síntomas asociados a la depresión y la ansiedad porque estimula la **dopamina**. La concentración en un solo punto amortigua también el sufrimiento que provoca el dolor crónico.

Quizá un buen referente sea el libro de Daniel Goleman, el psicólogo estadounidense que popularizó la idea de «inteligencia emocional», y el neurocientífico Richard J. Davidson, titulado *Los beneficios de la meditación*. En otra de sus obras, *La meditación y los estados superiores de consciencia*, Goleman describe la «tranquilidad de mente y cuerpo», la «energía firme y vigorosa de la contemplación» y el sentimiento de «felicidad que experimenta quien medita». «La práctica de la atención tiene como fin la pérdida de las costumbres: afrontar los hechos desgastados por la experiencia, viendo cada hecho como si ocurriera por primera vez.»

Todo esto no llega el primer día. Meditar es una disciplina que requiere paciencia y constancia, pero funciona.

No es una práctica lejana ni difícil. Hay muchos tipos de meditación, casi tantos como escuelas budistas o teóricos del *mindfulness*. Todos ellos tienen de positivo el hecho de partir de esa raíz común de la atención que serena. O de la serenidad ejercitada en la atención.

Meditar es, sobre todo, ejercitar la atención. Y eso sí que es regalar vida.

Leer, conversar, soñar

Si el sueño es el taller diario de mantenimiento y reparaciones, y la meditación nos entrena la atención, la lectura, la conversación o la relación con los demás son el refuerzo consciente y constante de este cimiento del entrenamiento del sistema inmunitario que es la mente sana.

En realidad, entrenar la mente es ser capaz de conocernos y dominar ese ruido constante en el que vivimos. El camino es el **sueño**, el ejercicio intelectual —**lectura, conversación, juegos**—, la **meditación**, la búsqueda del **orden** y la **relación** en positivo, obviando o alejándonos de relaciones tóxicas.

Leer no sólo es una fuente de información o conocimiento (que no son lo mismo, como afirmaba el escritor sueco Henning Mankell, porque el conocimiento implica la interpretación de la información, implica escuchar), es también mantener el cerebro atento y en ejercicio, emocionarse (y aquí volvemos a la producción de neurotransmisores que condicionan nuestro comportamiento en positivo), aprender, alentar la imaginación, alimentar la curiosidad, conocer y conocernos. Leer desarrolla la inteligencia y mejora nuestras capacidades. ¿Sabes la cantidad de cosas que he aprendido mientras preparaba este libro, cuando manejaba la información, incluso mientras estoy escribiendo?

Leer nos acerca también a los demás. Invita a conversar sobre lo leído, como hacemos ahora a menudo con las series de televisión. Series, por cierto, que han ido arrebatando tiempo y energía a la lectura, aunque siempre lo podemos recuperar.

Un estudio de la Universidad de Liverpool de hace unos años afirmaba que la creación de grupos de lectura en pacientes con problemas de depresión conseguía en apenas un año mejorar considerablemente su salud mental. Seis minutos de lectura silenciosa y concentrada reducen más de dos tercios las situaciones de estrés. La reconexión neuronal que se obtiene con la lectura atenta aporta beneficios también a personas con problemas de demencia senil o al borde de ella.

La salud mental tiene en la lectura una suerte de amortiguador de eficacia probada. Y es, sin duda, fuente de vida.

NO TE DIGAS QUE NO TIENES TIEMPO

No, qué va. No tengo tiempo, no me da la vida. ¿Cuántas veces has dicho o te has dicho eso si te preguntan por tal o cual libro o si se interesan por lo que estás leyendo? Salvando el hecho de que probablemente sí hayas visto la serie de moda o estés al tanto del último cotilleo de la famosa de turno, lo cierto es que a menudo somos incapaces de encontrar ese tiempo para ejercitar la serena lectura con la que tanto podemos ganar. Aquí van unos cuantos consejos para volver por el camino de la lectura.

- Pregúntate para qué leer. Si tú mismo te encoges de hombros, es que todo está perdido. Si encuentras que te gusta informarte, te emociona leer o sencillamente quieres mejorar tu idioma, vamos bien. Ya tienes un motivo.
- La siguiente cuestión es preguntarse qué leer: ¿literatura, historia, biografías, ensayos?
- A partir de ahora, lo comprometido, el esfuerzo: ¿cuáles son las barreras que me impiden leer? No te engañes a ti mismo, nadie te ve. Esto es sólo para que empieces a trabajar en algo importante para ti. ¿Por qué te falta tiempo? ¿Trabajo, desánimo, demasiadas distracciones, cansancio, pereza? Una vez tengas la respuesta, analiza la forma de abordar las soluciones. Una a una.
- Crea una disciplina de lectura. Establece un horario. Por ejemplo, quince minutos nada más levantarte. O antes de comer. Regálate minutos de soledad para ello. Si no puedes

en casa, sal a un parque. Anota los tiempos que te marques y procura respetarlos.

- Cambia algunos hábitos. Es muy práctico llevar encima el libro que estás leyendo o cualquier otro que pueda interesarte. Yo lo hago siempre. Céntrate en él en los momentos ociosos, tal y como haces ahora con el móvil.

«Un lector vive miles de vidas antes de morir; el hombre que nunca lee, sólo vive una», es la sabia frase que George R. R. Martin plasmó en *Danza con dragones*.

Y mejor aún si son vidas compartidas. Somos seres sociales, necesitamos de los demás para vivir una vida mentalmente saludable. Te lo digo al revés: la soledad, cuando no es deseada o buscada, se asocia a una disminución de la inmunidad celular, sobre todo esos linfocitos llamados **Natural Killer**. Anticuerpos y vacunas responden peor en personas que viven solas. **Endorfinas**, **serotonina**, **oxitocina** o **dopamina**, las hormonas neurotransmisoras llamadas «de la felicidad», se activan con el contacto cercano con amigos o familia. Hay un sentimiento de pertenencia grupal, ancestral, directamente conectado con nuestra biología, que celebra el encuentro: tener amigos, comprometerse con los afectos, crecer y creer juntos... Celebrar es gimnasia para nuestra salud mental.

De hecho, hay una peculiaridad en nuestra evolución como especie que apunta en esa dirección del valor del grupo y el ejercicio de la solidaridad. Es la llamada «**hipótesis de la abuela**», que explica la paleontóloga Martinón Torres en su *Homo imperfectus*. Hay que partir del hecho de que la especie humana es una de las más longevas de la Tierra. Si la comparamos con nuestros antecesores los primates, vivimos casi el doble. El hombre de hoy, claro. El que disfruta de las mejoras en salud y los avances científicos aunque se haya desconectado de la Naturaleza (cosa que llevo tiempo intentando revertir, al menos entre los lectores de este libro), porque el cazador recolector llegaba con dificultad a los cuarenta años. El caso es que somos particularmente longevos. Y, sin embargo, nuestro período fértil es relativamente corto: apenas un tercio de nuestra vida en las mujeres, que son aquí clave. Esto sucedía también en las sociedades primitivas. De hecho, en aquellas sociedades tener o no abuela podía llegar a significar hasta un 40 por ciento más de supervivencia de los nietos. La doctora Martinón Torres lo explica como parte de la evolución: «La posibilidad de contar con una parte de la población que no se implica de forma directa en la reproducción, pero dedica tiempo efectivo a reducir la mortalidad infantil y juvenil, supuso un beneficio trascendental para la especie». Esta hipótesis de la abuela es en realidad un éxito de la estrategia evolutiva «para sacarle las castañas del fuego a una especie con amenazas de mortalidad infantil elevada y una dependencia juvenil prolongada». Una población que colabora es mucho más eficiente, y eso nos lo ha enseñado también la evolución.

El valor de la relación, el beneficio para nuestra salud mental de la conversación, los afectos y el trato cercano son hijos de la necesidad que como seres sociales tenemos unos de otros, desde muy pronto hasta muy tarde. Eso es lo que la doctora Martinón Torres define con precisión como «el criadero de nuestra fortaleza». De antiguo, además.

Y esto nos sitúa de nuevo ante el riesgo de pérdida de salud mental que constituye el maltrato a que nos sometemos con las noches prolongadas y las pantallas de luz azul.

Otra antropóloga, la estadounidense Polly Wiessner, analizó durante más de cuarenta años a las poblaciones bosquimanas contemporáneas, probablemente los grupos más parecidos a los cazadores recolectores que algún día fuimos.

De sus conclusiones, comparto contigo una que tiene que ver con el afianzamiento de lazos sociales y el amarre de la sensación de pertenencia. Es la práctica de la conversación nocturna alrededor del fuego. Allí se reunían para conversar, para contarse historias. Curiosamente, distintas a las que ocupaban sus conversaciones del resto del día. Más del 80 por ciento eran historias y relatos. Ficciones, cuentos, hazañas que reforzaban su condición de grupo y predisponían a un sueño reparador y confiado.

3

Una propuesta de viaje

Hasta aquí, amiga y amigo lector, nuestro recorrido conjunto por el conocimiento —informarse, hacerse preguntas y buscar respuestas, no lo olvides— sobre nuestro sistema inmunitario y los pilares básicos de lo que empezaremos a llamar **inmunofitness**. Ese entrenamiento que nos permite mantener y reforzar ese sistema con el objetivo de vivir más saludable y afrontar con mejor disposición el inevitable paso del tiempo, y eso que hemos denominado **inmunosenescencia**, la pérdida de vigor y reflejos del sistema defensivo de nuestro organismo, de nuestro «yo» que distingue y se informa sobre el «otro» para evitar que nos ataque y arrebate la salud y la vida.

Las **vacunas**, el más importante y trascendente de los inventos de la humanidad desde el fuego, el sistema que hemos ideado para que la lentitud de nuestra biología sea capaz de cortarle el paso a la rapidísima mutación de la mayoría de los seres microscópicos, es el primero de esos pilares del **inmunofitness**. Después, la **alimentación**: la mayor parte de nuestras enfermedades, incluso las provocadas por nuestro desajuste biológico, nacen en el intestino. El **ejercicio**, como entrenamiento del sistema inmunitario que fortalece física y mentalmente nuestro organismo, constituye otro de los pilares fundamentales. Y hemos aprendido también que una **mente sana**, con sueño suficiente, ejercicio mental, meditación y relaciones sociales saludables, completa el «cuarteto de la vida» de la práctica del **inmunofitness**.

Nos hemos asomado al interior y hemos puesto la lupa sobre los fundamentos del mecanismo natural que nos mantiene vivos y saludables. Si has llegado hasta aquí y he sido capaz de conseguir mi objetivo, ya tienes la información necesaria para mejorar tu vida y enfrentarte a lo que venga, de modo que, si lo deseas, puedes cerrar aquí o pasar las próximas páginas y asomarte a las conclusiones y perspectivas de futuro que se contemplan en el horizonte de la salud inmunitaria o, al menos, las que ve este periodista comprometido con la divulgación.

El método Lucas

Porque lo que a partir de ahora voy a compartir contigo en las próximas páginas, si lo tienes a bien, es mi experiencia personal. Digamos que una especie de método que nació al azar, que no azarosamente, y que a día de hoy me permite transitar por la vida con una mochila saludable y comprometida conmigo, e intento que con mi especie, con mi mundo, su preservación y la prevención de todo aquello que individual o socialmente pueda resultar dañino o agresivo. Es eso y nada más que eso... o nada menos, según se mire.

En todo caso, creo que constituye un complemento a la certeza, que a estas alturas debes de haber adquirido ya, de que la salud se puede y se debe entrenar.

¿Qué diablos hago aquí?

Es una buena pregunta, ¿no te parece? No soy médico, nunca he escrito sobre ciencia o salud, aunque esté comprometido con ambas por mi profesión y mi vínculo con la Fundación Sandra Ibarra de Solidaridad Frente al Cáncer, y pocas veces comparto rincones propios, de mi vida privada. Algunos de mis seguidores saben que soy del Atlético de Madrid, que estoy orgulloso de mi origen asturiano y que tengo un tesoro excepcional, que son los caballos felices con los que mi pareja Sandra Ibarra y yo procuramos convivir el mayor número de horas posibles. No es difícil, por tanto, concluir que amo la Naturaleza y soy hombre de lealtades, pero de mí no se sabe mucho más.

¿Por qué entonces llevar adelante este esfuerzo de explicar y darme a conocer, hasta llegar al terreno de lo personal? Sencillo: para compartir. Para explicar lo que creo que debemos conocer sobre nosotros mismos y la posibilidad de mejorar nuestra vida con nuevos hábitos, utilizando como palanca de complemento mi propia experiencia vital. Y exitosa, al menos hasta el momento de escribir estas líneas.

Ése es el valor y la intención. Sin duda, hay muchos lugares a través de los cuales asomarse a nuestro sistema inmunitario y aprender algo más sobre nosotros mismos y cómo cuidarnos; hay libros de divulgación científica, algunos de los cuales han sido citados aquí y tienen referencia en las propuestas bibliográficas de las últimas páginas, como hay también manuales de autoayuda o se publican a diario en los medios artículos orientados al mismo objetivo, pero la experiencia personal de alguien que está viviendo los beneficios de ese «ejercicio» a través de una práctica que ha terminado convirtiéndose en un sistema, una especie de método personal que hasta hoy no había compartido, se me antoja útil por ejemplificador y accesible. No es vanidad, créeme, amigo lector, es simplemente deseo de poner en común.

La conversación, la comunicación, es, como hemos visto ya, uno de los elementos saludables más accesibles y efectivos. Desde que en 1973 el sociólogo Mark Granovetter publicara *La fuerza de los vínculos débiles*, es un hecho científicamente constatado que no sólo las amistades estrechas, sino esos vínculos con gente no tan cercana pero que accede a nosotros y se hace escuchar, son saludables en la medida en que nos ayudan a crecer, mejorar y aprender.

En las siguientes páginas, vamos a compartir esos «secretos» —lo entrecomillo, aviso al impresor, porque en realidad no son tales, simplemente no los había compartido hasta ahora más que con algunos amigos— que constituyen una actividad sistematizada, prácticamente diaria, que sólo abandono en momentos puntuales, cuando es imposible mantenerlos todos.

Ahora sí lo veo

Yo abrí esa puerta hace tiempo sin un propósito claro.

Siempre he practicado deporte, desde muy pequeño, pero, como creo que he comentado en algún otro momento de este libro, no era demasiado hábil en los deportes de equipo, me costaba coordinarme y coordinar. Opté, entonces, por actividades más individuales y me subí a una bici, me metí en una piscina o me dediqué a un arte marcial. Siempre activo, siempre con ganas. Ya mayor, cerca de los cincuenta, descubrí el triatlón y empecé a practicarlo en cuanto fui capaz de acostumbrarme a algo que nunca había disfrutado: correr. Me parecía pesado y poco divertido. Me equivoqué. Puede resultar gratísimo para conectar con los lugares, bien sea la Naturaleza o zonas urbanas, que recorres paso a paso, zancada a zancada. De hecho, a día de hoy, en que dejé el triatlón por falta de tiempo, sigo «visitando» las ciudades y conociendo lugares nuevos pateándomelos a la carrera. Te metes en ellos, te cargas de ellos, disfrutas de tu carrera y su escenario.

El deporte, la actividad, me llevaron a la alimentación sana. Esa vida activa requería una disciplina de alimentación que no me costó mucho adquirir. Los resultados empezaron a ser visibles en poco tiempo. De hecho, en etapas de tanto ajetreo que me separan temporalmente de la grata ciencia diaria de la salud o hasta del ejercicio, noto relativamente rápido desajustes que, afortunadamente, me obligan a reordenarme lo antes posible.

Me ayudó mucho la meditación. En realidad, la práctica —porque es una práctica, una disciplina, no una técnica ni una actividad circunstancial— me llegó casi al tiempo que el triatlón, y contribuyó enormemente a mejorar la concentración y la propia disciplina de una actividad deportiva tan dura.

Hoy ya no la practico, pero el entrenamiento físico y mental al que me habituó sigue conmigo como parte de este singular «método» de rutina del **inmunofitness**.

Insisto, es un método personal. Tú puedes aplicarlo al pie de la letra o adaptarlo a tu propia situación (que sería lo más razonable, por eso de escuchar el propio cuerpo), pero te aseguro que seguirlo tiene resultados positivos. Y bastante rápidos. A mí, al menos, me mantiene en forma y atento, que no es poco.

Vamos allá.

El sueño

Durante años he sufrido apnea del sueño.

A finales de la década de 1980 me diagnosticaron, en la

Unidad del Sueño del Hospital Clínico San Carlos de Madrid, esas paradas respiratorias que se manifiestan en ronquidos y suponen el cese violento y en algunos casos prolongado de la respiración durante la noche. Descubrí que roncar no es dormir plácidamente, sino todo lo contrario: la manifestación de un desarreglo neurofisiológico que cierra el paso a un sueño saludable que es altamente peligroso para la salud y la propia vida. No exagero, la propia vida... Y lo dejaré sentado de entrada: en más de una ocasión, en aquella época, me asaltó al volante una somnolencia que pudo haber provocado un accidente. No lo recuerdo, pero quizá fue alguno de esos avisos lo que me llevó a la consulta de neurofisiología clínica para un estudio del sueño en una unidad que entonces, estamos hablando de los años ochenta, era pionera en esa ciencia por descubrir.

El jefe de aquella unidad era el doctor Espinar y su receta me cambió la vida. Me colocaron un aparato de CPAP, es decir, de presión positiva continua en la vía aérea (Continuous Positive Airway Pressure), que, literalmente, me abrió la puerta al sueño. Era una mascarilla a través de la cual un ventilador, regulado en su intensidad, introducía aire a presión por la nariz que impedía las paradas respiratorias. El aparato era algo ruidoso, pero la primera noche con él dormí como no lo había hecho desde hacía tiempo.

Sufrir apnea del sueño es un boleto cierto a una pérdida de salud creciente y permanente. No descansas. Las paradas, ruidosas, insistentes, te asaltan el sueño como ladrones que acecharan para robarte tu tiempo y tu energía, que es lo que en realidad hacen. Los conductos aéreos se taponan y el jadeo anticipa la parada: hay un ronquido que marca el tiempo. A veces hay un angustioso silencio de los segundos, incluso minutos, que puede durar la apnea. En ese tiempo se detiene la respiración y el cuerpo deja de recibir oxígeno. Tú no lo notas, pero se ha roto tu ritmo vital. La consecuencia empezarás a sufrirla cuando te despiertes. Te levantas con dolor de cabeza y la boca seca, irritado por la conciencia de escasez de descanso. Pronto empezarás a notar la falta de concentración. Y la somnolencia. Algo que no te va a abandonar en ningún momento del día. Toda tu actividad se ve condicionada por un sueño pegajoso y permanente.

La CPAP es una solución temporal y efectiva, pero no resuelve el problema. A veces ni un largo tratamiento consigue recomponer el organismo dañado por las apneas prolongadas, pero es indispensable acudir al médico si roncas o tienes a alguien cerca que lo haga. Aunque se niegue. Aunque se encastille en la negación de lo evidente, porque casi nadie que ronque reconoce ni que lo hace ni que esa actividad nocturna le esté desarmando las defensas.

Mi tortura terminó cuando empecé a perder peso. En mi caso era la grasa del cuello y bajo la barbilla la que oprimía la garganta hasta taponar la respiración.

Ya no uso CPAP, pero hay temporadas en las que mi sueño recupera el viejo hábito. Es cuando llevo algunos días sin ejercicio físico o cuando ceno copiosamente, sobre todo poco antes de dormir. Es lo que tiene ser humano e imperfecto: las propias reglas que uno se impone es uno mismo quien en ocasiones las quebranta. No me enorgullezco de ello, pero tampoco me lo reprocho. Lo de la autoflagelación se lo dejo a los radicales de los dogmas o de la perfección. Es cuestión de entender que pararte, observar e incluso a veces aceptar un retroceso forma también parte del viaje.

Claro que asumir la imperfección no implica relajar la disciplina. Y me obliga a ella la determinación de empezar una vida saludable por el descanso.

No siempre puedo dormir tanto como quiero, pero tampoco me dejo engañar. Sé que menos de siete horas y media no consiguen el objetivo de pleno descanso.

Desde hace algún tiempo sigo las recomendaciones que Nick Littlehales dejó escritas en su libro *Dormir*. Divide el sueño en ciclos de noventa minutos, algo que no ha sido abiertamente refutado por especialistas o neurólogos, al menos hasta donde he podido informarme. Aunque alguna discrepancia he encontrado. Esa hora y media de ciclos completos se dividiría en sesenta y cinco minutos de sueño normal o no REM (movimiento ocular rápido), veinte minutos de sueño REM, durante el que soñamos, y cinco minutos finales de sueño no REM. Según esta práctica, es mejor dormir seis horas que ocho, puesto que en este segundo caso rompes un ciclo. La tesis es contraria a la del neurólogo Matthew Walker, que estima que las ocho horas son un tiempo mínimo, e incluso contraviene la recomendación de la Organización Mundial de la Salud, que marca el mismo plazo para un sueño óptimo. ¿Con quién quedarse?

Mi experiencia se acerca más a la tesis de los ciclos de hora y media. Ojo, no soy científico y me siento incapaz de defender o rebatir una u otra teoría, pero sí compruebo con frecuencia que cuando algunas noches me levanto al baño o soy consciente de que estoy dando vueltas en la cama, el tiempo pasado desde la última vigilia, aunque sea leve, responde a uno o varios ciclos de noventa minutos.

Me propongo irme a dormir a una hora lo más lejana posible de la cena. A veces me acuesto sin cenar. Lo noto mucho. Cuando me dejo vencer por la indisciplina de una noche de amigos o celebración o cuando prolongo demasiado cenas y encuentros, si bebo más de lo que un cálculo saludable aconseja o llego a casa con restos perceptibles de una euforia excesiva, sé positivamente que el sueño se va a ver alterado y, al día siguiente, ni mi sistema nervioso ni el inmunitario estarán en perfecto estado de revista. Por eso establezco un margen saludable de respeto entre cualquier actividad y el tiempo de sueño.

Tampoco hago ejercicio poco antes de dormir. El aumento de la temperatura corporal aleja el sueño.

Descarto absolutamente los dispositivos electrónicos a mi alrededor. No ya frente a mí, no: alrededor. Nunca veo el móvil en la cama antes de dormir, ni duermo con el móvil encendido cerca. Llevo el despertador en el reloj de la muñeca y, cuando no tengo más remedio que tirar de móvil para despertarme, lo alejo de la cama o lo saco de la habitación. Esto también te obliga a levantarte cuando suena, lo cual resulta muy práctico para que no se te peguen las sábanas. De todas formas, no me cuesta demasiado madrugar, tampoco dormirme.

Procuro dedicar unos minutos a leer y a meditar (por ese orden) antes de dormir. La meditación, como te conté cuando hablábamos del entrenamiento mental, serena y aquieta la mente. Eso ayuda a dormir, porque el cuerpo quieto y la mente centrada en un solo punto, despojada de la constante agitación diurna, se alían con la programación biológica y predisponen más fácilmente al descanso inminente.

Es altamente recomendable intentar unos minutos de lectura para desconectar, y una meditación posterior para reconectar con tus ciclos biológicos, para coger y aprovechar tu ritmo circadiano.

Es una suerte de reconexión que incluso en días complicados, de angustia o con problemas, resulta eficaz. Hasta las situaciones más difíciles, siempre que no sean traumáticas o devastadoras, admiten ser apartadas unos minutos, sobre todo cuando el resultado es que podrás afrontarlas en mejores condiciones. Lo que ya de por sí se nos antoja duro o insuperable lo es mucho más si no somos capaces de descansar.

PRUEBA CON ESTO

....

- Nada de comida, bebida o ejercicio inmediatamente antes de ir a dormir. Tampoco alcohol o nicotina. Inhiben el sueño.
- Créate una rutina relajante antes de acostarte: lee, medita, escucha música. Algún día incluso un baño caliente. Párate al finalizar el día para prepararte para una noche saludable.
- Aleja de la cama cualquier tipo de dispositivo electrónico o pantalla que refleje la luz azul. No ayuda ver la tele en la cama, por mucho que te aburras.
- Siempre que puedas, toma el sol o sal a la luz durante el día. Cuanto más ajustes tus actividades a tu ritmo biológico, más saludable será tu descanso.
- Sal de la cama si empiezas a dar vueltas. No te vendrá el sueño antes por llamarlo desde las sábanas.
- Ante cualquier alarma sobre insomnio o apnea de sueño, ve al médico.

El agua fría

En lo más crudo del invierno, el agua fría de la ducha cae sobre tu piel como una lluvia de pequeños alfileres que se deshacen nada más llegar a su destino. Al principio no es agradable, pero la reacción inmediata de tu organización biológica defensiva ante lo que considera una agresión incontestable no tarda mucho en ponerte en un estado de grata vigilancia. La piel se endurece y notas un ligero entumecimiento porque los vasos periféricos se contraen en un movimiento reflejo. Percibes también que la sangre inicia un viaje apresurado y consistente hacia tus órganos vitales, aunque baja la frecuencia cardíaca y luego sube la presión arterial. Como nos recuerda David Alonso, fisioterapeuta experto en hidroterapia: «Al darse primero la vasoconstricción y después la vasodilatación, mejora la circulación general del organismo». En pocos segundos, tus glándulas suprarrenales han segregado **serotonina** y **cortisol** —esta última hormona, como sabes, inhibidora del sistema inmunitario—, pero la activación de la circulación sanguínea consigue que rápidamente aumente la cantidad de **leucocitos** que refuerzan tu sistema inmunitario. El cuerpo trabaja urgentemente para recuperar la temperatura habitual, modificada por el agente exterior llamado agua fría, lo cual implica que se active la quema de grasas y azúcares para recomponer el equilibrio energético. Tu voluntad resiste pese a los esfuerzos de contrapeso de tu organismo en acción. Y, de repente, te empiezas a sentir bien. En algunas ocasiones, muy bien. La **noradrenalina,** un neurotransmisor que activa la reacción de búsqueda energética y la movilización general ante el frío, provoca también una poderosa sensación de concentración: estás en lo que estás. Y percibes entonces un inesperado bienestar, gracias a las **endorfinas,** que participan también de esa activación hormonal global, y a la **dopamina.**

En unos instantes has puesto a trabajar a toda máquina a tu sistema inmunitario y esta activación tiene efectos beneficiosos. A corto y a medio plazo. Jamás me resfrío y no recuerdo ya la última vez que me vi atrapado por la gripe o cualquier otra agresión vírica o bacteriana.

Sí, todos los días del año me sumerjo o me ducho en agua fría nada más levantarme. El cuerpo considera agua fría toda la que no supera los 15 °C.

Y tú te preguntarás, ¿qué necesidad? Pues estamos de acuerdo. Yo también me hago esa pregunta cada vez que me meto en el agua. Sobre todo antes, especialmente en invierno. Pero haberlo convertido en rutina me ha dado las respuestas.

En los últimos años he vivido en una casa con jardín y una pequeña piscina. Eso facilita mucho las cosas. Cada mañana, nada más levantarme, salgo a sumergirme en ella haga el tiempo que haga. Si es invierno, más estimulante y beneficioso. Cuando estoy fuera o algunos días que tengo prisa, el encuentro con el agua fría se produce en la ducha. Y si hay mar, no lo dudo: me voy a disfrutar con él.

Comencé los baños en agua fría poco a poco, después de un verano, hace unos cuantos años. Una mañana de septiembre decidí, como había estado haciendo todo el verano, darme un baño en la piscina nada más levantarme, pese a lo incómodo de la temperatura ambiental de aquel día. A ver qué pasaba. Y lo que pasó es que, superada la primera molestia, la impresión del agua algo más fresca, el baño fue agradable. Al día siguiente, lo mismo. En aquella época yo salía de la cama hacia las tres de la madrugada para ir a trabajar. No era, por tanto, un baño al solecito del otoño, sino una inmersión en agua fría, de noche, y con la determinación de aguantar esa rutina hasta esperar a ver qué pasaba cuando llegara el frío invierno. Recuerdo que el cuarto o quinto día de aquella especie de rutina autoimpuesta estaba lloviendo. No era una lluvia intensa, pero sí lo suficientemente abundante como para hacer incómoda la madrugada. ¿Qué demonios estás haciendo?, me pregunté mientras salía al jardín. De nuevo: ¿qué necesidad? Perfectamente comprensible la duda, ¿verdad? Pero mantuve la determinación. Al principio, como una especie de reto personal.

Mi amigo Chapu Apaolaza, que es de los grandes corredores de San Fermín, un tipo de inteligencia y sensibilidad poderosísimas que lleva cabalgando el riesgo en la Cuesta de Santo Domingo desde que tenía quince años, me dijo la primera vez que me llevó a correr el encierro que si me echaba atrás en el momento de pánico previo a la carrera, no volvería a intentarlo. Que si me decía a mí mismo que no, ese «no» sería ya para siempre. Y que si el miedo —vital e imprescindible en esa tesitura— me invadía tanto como para que algún año venciera las ganas de correr, no volvería a hacerlo nunca. Tiene razón. Con esto del agua pasa lo mismo. Si aquel día de lluvia me hubiera echado atrás o si mi razón hubiera derrotado a la intuición, ahora no estaría escribiendo estas líneas. Así que llovía, pero me metí en el agua. Al día siguiente, repetí la operación. También llovía. Y hasta hoy. Sólo ha habido dos días en los que no me he sumergido en agua fría nada más levantarme: los más intensos de la «Filomena» de 2021, porque no pude quitar el hielo de la piscina. Tiré de ducha. Los demás, todos en la piscina. Incluso con hielo flotando en el agua.

Siempre salgo descalzo al jardín y me baño desnudo, como hacen los practicantes de esa extraña pero saludable disciplina de nadar en agua helada allá por el norte de Europa. No sé si algún vecino tiene constancia de este hábito de desnudez o si alguien habrá fotografiado el momento, pero hasta ahora no soy consciente de que alguien haya estado cotilleando. Tampoco me importaría mucho, la verdad. Alguna vez he practicado nudismo en playas discretas y, cuando amanezco en invierno en alguna de las playas asturianas en las que saludo el día, prefiero prescindir también de tejidos. No por nada en especial: simple comodidad.

Pisar la nieve o la escarcha sobre la hierba con los pies descalzos me procura una sensación gratísima de conexión con la Naturaleza. De hecho, me gusta andar descalzo todo el tiempo que puedo, incluso en el campo. Se crea callo, te lo aseguro. Hay quien sostiene que es una guarrada porque pisas todas las porquerías posibles y te las llevas a casa. Quizá, pero lo mismo harías si fueras calzado, salvo que seas japonés o maniático y no entres con zapatos en casa. Naturalmente, me lavo los pies antes de llevarme a la cama toda esa porquería, con sus bacterias y sus virus. Una cosa es no ser excesivamente escrupuloso y otra, un guarro.

El agua fría forma parte de las herramientas con las que me gusta conectarme con la Naturaleza. Me gusta la lluvia, que caiga sobre mis hombros y me moje el pelo.

Leo en un interesante libro de la doctora danesa, Susanna Søberg, *Baños en aguas frías*, que a ella también le gusta caminar bajo la lluvia sin paraguas y cómo el baño en las heladas aguas del mar del Norte es un mecanismo de conexión con la Naturaleza tan intenso como el de los protagonistas de *Avatar* con sus monturas. Se ve que mis impresiones no son únicas, ni las desviaciones de un friki de la reconexión natural, porque puedo intuir que a estas alturas algún lector o alguna lectora acaso empiece a sospechar que eso de los baños helados, la meditación, el emboscamiento o algún otro de los hábitos que aquí comparto, forman parte del simpático repertorio de un tipo raro. Puede que a alguno se lo parezca, pero créeme que son fruto de una curiosidad que sólo me ha deparado calidad de vida y ocasiones para disfrutar.

Pero, además, no es necesario seguir al pie de la letra lo que por aquí revelo: basta mirarte dentro o buscar alrededor para encontrar la forma de disfrutar de los beneficios de una vida saludable. No hay que ser un tipo raro para conectar con lo sano. Sigue la pista y a ver qué pasa.

Como te decía antes, estos baños o duchas de agua fría activan el sistema inmunitario, despejan la mente y mejoran el estado de ánimo. Y algo que hasta ahora no había comentado: la forma en que refuerzan tu autoestima. Porque aun a sabiendas de los beneficios, cuesta meterse en agua fría. Y aun con una conciencia clara de que disfrutaré con ello, hay que desplegar en cada ocasión unos cuantos gramos de fuerza de voluntad para no pararse frente al agua y darse media vuelta. De hecho, alguna mañana mido la intensidad de mi determinación para enfrentarme al día por el grado de resistencia que tengo que vencer para meterme en el agua.

Todos los días empiezo ganando la partida sin hacerme trampas.

Por si te sirve, hay también estudios sobre lo que de bueno tiene este ritual diario de pequeño sacrificio.

En 2016, una universidad neerlandesa pudo constatar que la ducha fría mejora el sistema inmune. ¿Cómo? Mantuvo a un grupo de unas tres mil personas duchándose un mes seguido durante un minuto o minuto y medio, unos con agua fría y otros caliente. Bien, pues la conclusión fue que los del agua fría redujeron en un 29 por ciento su absentismo laboral por enfermedad. ¿Causa? La estimulación del sistema inmunitario.

A veces se producen mareos. En algunas ocasiones, el impacto de la puesta en marcha con repentina intensidad provoca alguna alteración leve. Sí, leve. Una especie de mareo menor, como cuando estás muy cansado o hay un movimiento brusco en el autobús, por ejemplo. Pero dura un instante. La doctora Søberg advierte en su obra que si se padece enfermedad arterial coronaria, hipertensión o alteraciones de la frecuencia cardíaca, nos olvidemos de este tipo de baños. Nos dice también: «Practica con regularidad, aguanta dentro sólo lo que consideres oportuno y sé consciente de las señales de hipotermia». Evidentemente, se refiere a los baños en las aguas heladas del mar del Norte, pero los consejos nos valen en cualquier encuentro con el agua fría.

Lo cierto es que ese libro me ha brindado una mirada nueva a esta experiencia. Sabía de la existencia de Wim Hof, un atleta que practica este tipo de baños en hielo y hace gala de poseer un sistema inmunitario a prueba de cualquier bacteria, pero me parecía —lo confieso— algo extremo, como exagerado. También tenía conocimiento de que en muchos países europeos existen clubes de nadadores invernales. Vivo lejos del mar y tampoco pensé en apuntarme a alguno. Lo que he descubierto es que mi forma de bañarme, sin una técnica precisa, puede ser mejorada para mayor disfrute. De entrada, recomiendan no meter nunca la cabeza en el agua helada. Yo siempre lo hacía y eso me impedía permanecer más de unos segundos: en esas condiciones el cerebro pierde un 30 por ciento de su riego sanguíneo, desviado a otros órganos también vitales. La inmersión altera ese proceso. Eso no sólo atonta durante unos instantes, sino que provoca un intenso dolor de cabeza. La doctora y quienes practican esta natación invernal insisten en que no metamos nunca la cabeza en el agua helada. Y funciona. La capacidad de resistencia durante la inmersión se multiplica considerablemente y esa permanencia en el agua se disfruta mucho más. Sientes el frío en la piel, también el resto de estímulos, pero no hay una alerta insoportable como el dolor de cabeza que te obliga a salir. También he aprendido a respirar, a oxigenar el cuerpo antes de entrar en el agua para que la aceleración que también notas en tu ritmo respiratorio al sentir el frío intenso no resulte forzada o incómoda.

Realmente, el baño en agua fría es como una meditación: te centra y te concentra en tus reacciones corporales, te conecta con la Naturaleza, con los olores y la contundencia de las estaciones... Con el aquí y el ahora que te hacen sentir vivo. Te integras, en definitiva, en el ritmo natural de las cosas, eres, siquiera un instante, parte del feliz cuadro natural del que disfrutas.

NO ES TAN DIFÍCIL

Empecemos por tomar conciencia de que de verdad lo queremos hacer. O al menos probarlo. Porque no es necesario. La mayoría de los seres humanos puede vivir una existencia feliz sin meterse a diario en agua fría (otra cosa es que ante crisis energéticas presentes o futuras pueda ser una opción para ahorrar, pero ése es otro cantar). ¿Crees que merece la pena intentarlo? Pues vamos a ello.

1. Empieza poco a poco. En la ducha, en el mar o en la piscina, date tiempo. El primer día, unos pocos segundos. Cinco, por ejemplo. Cada día sube un par de ellos. Párate en los treinta segundos. Con eso es suficiente para movilizar toda la energía necesaria. Al menos las primeras semanas. En la ducha sí puedes meter la cabeza, no estará bajo cero (supongo).

2. Déjate llevar. O sea, si quieres gritar, grita. Eso sí, advierte a quien esté contigo en casa de lo que vas a hacer. Para evitar alarmas innecesarias.

3. Supera el miedo y las ganas de dar marcha atrás. Acostúmbrate a hacerlo, porque te van a acompañar siempre.

4. No te metas de golpe en la piscina o en el mar. Recuerda que en invierno y con agua muy fría meter la cabeza va a ser perjudicial.

5. Vacía los pulmones en el momento en que estés entrando en el agua (una expiración profunda) y empieza a inspirar despacio. Repite los movimientos a medida que te vas metiendo. Hazlo durante unos segundos. Todo será más fácil.

6. Disfruta del hormigueo («champán bajo la piel» lo llama la doctora Søberg) y deja que se calme tu organismo. Sin forzar, date cada vez más tiempo para el placer del agua helada.

El té

Al emperador Shennong, también conocido como emperador Yan, le llamaban el divino granjero porque fue el transmisor de los conocimientos de la agricultura en la antigua China. Era uno de los tres augustos y cinco emperadores y reinó hace unos cinco mil años.

Se le atribuyen amplios conocimientos de botánica y un hecho casual que, según la leyenda, dio lugar a la bebida más famosa y consumida del mundo. Más aún que la Coca-Cola, aunque te parezca mentira. Una tarde, este sabio precursor hervía agua a la sombra de un árbol. Una suave brisa se deslizó entre las ramas, haciendo caer unas hojas que fueron a parar al caldero hirviente. Al combinarse con el agua en ebullición, la mezcla comenzó a desprender un aroma que le resultó tan grato que el emperador se decidió a probar aquello. Su delicioso sabor y el bienestar que inundó su cuerpo, y hasta su alma, hicieron que aquel improvisado brebaje ganase tal popularidad que se terminó expandiendo al mundo entero.

Según el primer libro sobre el té (Lu Yu, siglo vi), el árbol del que procedían aquellas hojas era la camelia.

A día de hoy, el té es la bebida más consumida del mundo. No menos de seis mil millones de tazas al día, según la FAO, la agencia de Naciones Unidas para la Agricultura y la Alimentación. Le sigue el café, pero no llega más allá de los dos mil millones de tazas. Un tercio menos.

Hay otras leyendas, pero menos verosímiles y alguna un poco desagradable, como la que se cuenta en el mundo del budismo zen, que atribuye al té un origen un poco más reciente. Además, poco sereno, porque en su construcción legendaria de una bebida que forma parte de la liturgia zen, ésta brota del enfado de un patriarca, el príncipe Bodhidharma. Este hombre, vigésimo octavo patriarca del budismo, fue quien llevó a China la filosofía zen. Cuentan que un día, irritado por dormirse durante una meditación (cosa por otra parte bastante humana y altamente frecuente), se cortó los párpados lanzándolos lo más lejos posible. Poco después, brotó del lugar donde habían caído una planta de té. Ya ves que es más inverosímil que lo del caldero hirviendo, pero, si tienes curiosidad, verás cómo en algunos retratos, no todos, que existen de él, aparece con una expresión inquietante y los ojos completamente abiertos.

La práctica de la meditación zen no obliga a dar por bueno, ni de lejos, este origen de la bebida, pero me pareció una curiosidad digna de compartir. Tampoco sé si lo del emperador chino es real, pero que yo sepa no existe ninguna referencia fehaciente y documentada sobre cuándo los hombres empezaron a tomar té. Probablemente las descripciones de infusiones que se pueden encontrar en los libros de la saga de *Los hijos de la tierra* de Jean Marie Auel, tengan visos de verosimilitud, y los cazadores recolectores de hace decenas de miles de años ya disfrutaran de las propiedades medicinales de la infusión de plantas.

El caso es que, a día de hoy, comparto la sensación de aquel emperador y probablemente los beneficios de los primeros homínidos que descubrieron el poder de las plantas hervidas. Hace años que mi primera ingestión del día es un té. Casi siempre té blanco, pero no hago ascos a ningún otro.

Antes del gélido baño, pongo un cazo de agua a calentar en la cocina. Cuando regreso, ésta ya hierve, y la vierto con cuidado en una taza que contiene ya unos gramos de té blanco, a veces en bolsita, a veces en un infusor de malla. Disfruto del vapor que se eleva desde la taza hasta mi nariz, del olor natural que me provoca un bienestar inmediato.

Hay que verter el agua despacio y una vez que haya dejado de hervir. Los japoneses dicen que una bebida que induce a la calma no puede nacer de un agua agitada. Los ingleses, menos prosaicos y más contenidos, lo explican señalando que el agua que hierve puede dañar las hojas del té y que por eso conviene que se serene un poco. Sea como fuere, espera a que se haya detenido la ebullición para servir.

Los puristas prefieren las hojas directamente en lugar de las dosis de bolsitas. Y no les falta razón, pero he encontrado en muchas ocasiones tés sabrosísimos contenidos en bolsitas, sobre todo los de desayuno que llevan el nombre y la tradición de té inglés o *breakfast tea*.

Supongo que es una manía y te confieso que nunca me lo he hecho mirar racionalmente, quiero decir que no me pregunto por qué, pero no tomo nada, salvo agua, antes de ese primer té de la mañana. Ya sea en casa o de viaje, sea cual sea el lugar donde me despierto y amanezco, lo primero de todo es un té. Lo bueno de este hábito es que no hay un solo lugar en el mundo en que el té no forme parte de su oferta a cualquier hora. En algunos países orientales, como Sri Lanka o Tailandia, donde forman parte de la cultura popular y el consumo cotidiano, he disfrutado mucho probando variedades autóctonas o preparados propios.

TÉ PARA TU SALUD

Todos los tés comparten propiedades beneficiosas para el sistema inmunitario, sobre todo su poder **antioxidante** y **antiinflamatorio**.

Éstos son los tipos y algunas de sus particularidades:

Té verde: previene problemas de tiroides, regula el tránsito intestinal, tiene propiedades diuréticas y, al hidratar el cuerpo sin aportar calorías, puede ser un buen complemento para una dieta baja en grasas. Tiene efecto estimulante, pero menos agresivo que el café.

Té matcha: es un té verde en polvo que conserva las propiedades de las hojas originales, pero contiene más antioxidantes y actúa con más vigor frente al exceso de azúcar en el organismo.

Té negro: procede del mismo árbol que el verde, pero el proceso de oxidación de las hojas es más largo. Es el más alto en cafeína.

Té blanco: bueno para los dientes, carece de oxidación y es el más recomendado para quien padece afecciones cardíacas porque contiene una muy pequeña cantidad de cafeína.

Té azul: intermedio entre el verde y el negro, es el más recomendado para la pérdida de grasa. Con ayuda, claro: no vale liarse a comer procesados y luego buscar té azul para que te resuelva el problema.

Té rojo: es un té fermentado que facilita la digestión y el tránsito intestinal.

Existen otras infusiones de consumo habitual; probablemente, en España el ejemplo más famoso sea la manzanilla. ¿Quién no ha crecido con una madre que la defendía como remedio infalible ante cualquier mal del estómago? También habréis tomado alguna vez una tila para ayudar a calmar los nervios o conciliar el sueño. Actualmente también es cada vez más frecuente el consumo de infusiones de jengibre, que, además, es un potente antibiótico natural.

Debió de haber una primera vez, pero la verdad es que no lo recuerdo. Lo que sí constato es que practico esta «disciplina» del té desde hace años y que día tras día me provoca una sensación de reconexión y bienestar corporal y anímico que complementa perfectamente el contundente baño de agua fría, porque el té va siempre detrás del agua fría, del mismo modo que forma parte de la liturgia de la meditación.

Es otro de esos hábitos cuyos beneficios conoces y sientes a medio plazo, pero al mismo tiempo te procuran placeres inmediatos que se traducen en estados anímicos gratos y favorables. En este momento que escribo, tengo a mi izquierda, sobre la mesa, una taza con una infusión de jengibre. Aparte de estar muy rico y contener uno de los seis sabores de la medicina ayurvédica, el picante, es anti-inflamatorio, regula los niveles de azúcar y, como casi todos los tés, es antioxidante. Mi hija mayor mastica un trozo de raíz de jengibre siempre que nota las amígdalas inflamadas y quiere prevenir la infección. Sabe a rayos y pica como un demonio, pero el jugo cumple siempre su función.

La meditación

—No puedo más, maestro.
  —Es sólo dolor.
  —No fastidie...
  —¡No te muevas!
  Es invierno. Ávila. En el exterior la temperatura no llega a cero grados. Un cielo gris oscuro sobre un ambiente frío, de tenue luz, como de tierra, anuncia la inminencia de la nevada. En el interior del *dojo*, que es el lugar donde, literalmente, se practica «La vía», que en el budismo zen es la forma del comportamiento «correcto», dos personas meditan. La calefacción apenas entibia la sala.
  Por la disposición de ambos se puede saber perfectamente quién es el maestro y quién el «alumno» (la división no es tan nítida en el mundo del zen, pero sí se aprecia la jerarquía en la ubicación, así como en la ropa). Ambos llevan en *zazen* (meditación sentada) casi cuarenta minutos, tiempo suficiente para que el aprendiz, con una presión en la ve-

jiga que empieza a resultarle insoportable, pida al maestro que le permita interrumpir la práctica para poder ir al baño.

«Es sólo dolor», repite ante la insistencia de su compañero de sala.

Puede levantarse en cualquier momento, no hay una disciplina estricta ni una norma que impida cualquier movimiento, menos aún si se trata de una urgencia, pero decide permanecer en el *zafu*, el cojín sobre el que medita sentado.

Ese día aprendí que en ocasiones también el dolor puede ser sometido y reordenado. Me moría de ganas, pero aún aguanté media hora más una vez conseguí, para mi sorpresa, calmar el dolor. Porque eso era, en efecto. Ni más ni menos. No lo recomiendo, porque a la larga aguantarse las ganas puede resultar perjudicial para el suelo pélvico y sus músculos y terminar provocando incontinencia urinaria, pero aquello me ha salvado en más de una ocasión de un apuro. Aguantas el dolor y éste termina abandonándote.

Este incidente pone en valor lo que la meditación tiene de práctica de control y autoconocimiento. Si recuerdas, cuando hablamos de la meditación al abordar los pilares del **inmunofitness**, te decía que lejos de relajar, intensifica la atención y que eso de dejar la mente en blanco era una perfecta tontería de quien desconoce la meditación. Meditar es concentrarte en el presente de manera extrema, absoluta. En un presente de respiración, de formas corporales, de imagen idealizada... o de dolor intenso. Concentrado en ese dolor y manejando una mente atenta, puedes descomponerlo, repartirlo y amortiguar la sensación. El único requisito es ser capaz de calmar la mente, centrarla y utilizarla para desactivar, si hace falta, sus propios mensajes.

Sí, suena extraño, como de iluminado o «magufo», pero si me comprometo a compartir contigo mis experiencias, no sería honesto hurtar ninguna, por muy rara o increíble que pueda parecer.

En realidad, la meditación no opera con creencias ni con ideas, sino con la verdad presente de la respiración o lo que quiera que fije nuestra concentración. Es real, es auténtica, no es una broma.

También, como el agua fría, provoca en ocasiones dudas. Incluso cuando ya llevas tiempo practicando la meditación y conoces sus efectos a medio y largo plazo (más poder de concentración, más capacidad para conocerte, más fuerza para controlar las emociones, más disposición a disfrutar de lo que la Naturaleza te pone delante, más vitalidad por el entrenamiento de la atención), hay días que te preguntas qué haces sentado concentrándote en la respiración con la cantidad de tareas pendientes o problemas que tienes por resolver. O cómo una persona con cierta formación y bastante información es capaz de creerse que va a cambiar el mundo por sentarse y respirar. Todo eso te lo preguntas alguna vez. Pero la respuesta es siempre la misma que ante el agua helada: hazlo, porque algo pasa y no te hace daño. Al contrario.

El escritor francés Emmanuel Carrère, premio Princesa de Asturias de las Letras 2021, aporta en su obra *Yoga*, que nació como un intento de explicar su experiencia con la meditación y se convirtió en «una inmersión en los abismos personales a través de la escritura», hasta una docena de definiciones de la meditación. Todas ellas válidas, precisas y, en algún caso, deslumbrantes. Para Carrère, la más exacta definición de meditar es «ver tus pensamientos tal como son». Dice también que «la meditación es todo lo que ocurre interiormente durante el tiempo en que permaneces sentado, inmóvil y en silencio», incluidos el aburrimiento, el dolor en las rodillas —o en la vejiga— y lo que él llama «pensamientos parásitos». Prestar atención es también meditar. La más adecuada para mi concepto de meditar es «la detención de las fluctuaciones mentales».

La mente. Ese territorio de nuestro ser de fronteras imprecisas pero influencia constante. Ese territorio cuyas alteraciones nos asustan y sólo en los últimos tiempos empieza a preocupar social y políticamente. O, al menos, eso parece.

La mente es un mar en constante movimiento, a veces bravo, a veces, las menos, calmado, a menudo tormentoso, agitado y oscuro. La meditación es el camino hacia la serena quietud de un lago.

Lo primero que hago antes de meditar es crear una atmósfera. Me gusta hacerlo al amanecer, de forma que cuando me siento en el *zafu*, el cojín de meditar, es aún de noche y, al levantarme, ya clarea el día (algún lector con buena memoria se va a preguntar: ¿entonces el baño en agua fría lo toma de noche? Y así es, salvo algunas ocasiones en que, sobre todo en Asturias, medito antes de salir de casa camino de la playa fría). Que el amanecer te pille meditando o escribiendo, he comentado alguna vez en redes sociales.

Antes de sentarme, despliego una parafernalia ornamental que me ayuda a la concentración: velas que bañan de una calidez rojiza la noche que termina y alguna barra de incienso, con la que me comunico con otro de los sentidos, el olfato. El olor dulzón del incienso —suelo utilizar el llamado «palo santo», *holly wood*, que desconozco si tiene alguna evocación exportable al nombre de la meca del cine— me procura también calma.

Medito en silencio, aunque no me distraen los ruidos externos, ni siquiera la llegada de alguna persona o el tráfico que suena a lo lejos. En realidad, todo lo que percibo forma parte del alimento de la atención, del ejercicio meditativo. El presente está vivo, te envuelve, y tú te integras en él.

A veces siento frío en el momento de acabar la meditación y «regresar» de mi paseo interior. Como si la concentración en tu cuerpo, en tu respiración, en el presente absoluto, te desconectara de otras sensaciones o percepciones ajenas a tu propia mirada de atenta precisión. De repente vuelves a estar en el mundo y hace frío y la luz de un amanecer incipiente envuelve la estancia.

Todo cobra otra dimensión durante unos instantes, como si volvieras de un viaje de tiempo indefinido. En realidad, la meditación es un viaje. Sólo siéntate. Sólo percibe. Sólo vive el presente. Descansa tu mente y céntrate en el instante vital que recorres. Ése es tu pensamiento. Ése es el viaje.

Un viaje en el que, por lo demás, nunca estás del todo solo, aunque medites en soledad, porque, cuando lo haces en compañía de alguien, hay una sensación de unidad «universal» con las personas cercanas y con el mundo que te rodea que encuentras en pocas ocasiones. Meditar es también darte cuenta de que los demás están ahí. Y romper un poco aquella apreciación tan pesimista de Simone Weil —ella lo era en general, ésa es la verdad— de que «hay pocas personas que saben que los demás existen». La meditación es también un antídoto contra esa ceguera.

Otra frase de Carrère para poner la guinda a todo esto: «Los que practican artes marciales, los adeptos del zen, del yoga, de la meditación, de esas grandes cosas luminosas y bienhechoras que toda mi vida he cortejado, no son necesariamente sabios, ni personas tranquilas, apaciguadas y serenas, sino algunas veces, o más bien a menudo, gente como yo, patéticamente neurótica, y que ello no es obstáculo, y que es preciso, según la frase fuerte de Lenin, "trabajar con el material existente", y que aunque no conduzca a ninguna parte tiene sentido, a pesar de todo, obcecarse en ese camino».

UN DECÁLOGO PARA EMPEZAR

Meditar es una práctica, no una técnica. Está al alcance de todos y sólo requiere constancia y paciencia. Sus beneficios pueden aparecerte el primer día –probablemente aprecies como grata la sensación de concentrarte completamente si no estás habituado– o llegar mucho más tarde, pero los notarás. Si quieres empezar a practicar, aquí van algunas pistas.

1. Empieza tú solo antes de apuntarte a algún curso o «taller». Sin una primera aproximación previa, será más difícil que te integres adecuadamente.
2. Busca un momento de silencio en un lugar tranquilo. Quizá por la noche, en casa, cuando todo el mundo se haya acostado, o antes de que se levanten (pero esto puede que te cueste más, ¿no?).
3. Siéntate sobre un cojín o en una silla. Lo importante es que tengas la espalda lo más recta posible. Si te acomodas en un cojín, que sea duro como para levantar el coxis cuatro o cinco dedos de forma que puedas apoyar las rodillas en el suelo.
4. Concéntrate en tu respiración. Siente cómo entra el aire por la nariz, recorre tu garganta y llega a tus pulmones (si eres capaz de respirar con el diafragma, mejor). Hazlo una y otra vez. Suavemente. Concéntrate en esa respiración como si fuera lo más importante del mundo. En ese momento, es lo más importante del mundo.
5. Te van a asaltar preocupaciones, recuerdos, ideas, un montón de pensamientos. Es lo normal. Déjalos pasar. ¿Cómo se hace eso? Pues volviendo una y otra vez a la respiración. ¿Que tienes que ir al banco mañana? Inspi-

ra o espira y vuelve al aire, pero no, me acabo de acordar de que no he llamado a Fulanita... Vuelve a concentrarte en el aire. Eso es dejar pasar los pensamientos. Si intentas detenerlos, te sacarán de la respiración. Mejor ser consciente de ellos y que pasen: tú estás en tu respiración y tienes que mantenerte en ella.

6. No permanezcas así más de tres a cinco minutos los primeros días. Se trata de entender cómo se hace, no de entrar de lleno en una práctica que al principio te parecerá muy extraña.

7. Ve aumentando progresivamente el tiempo y la exigencia de meditación.

8. Investiga otras formas de meditar, como las meditaciones guiadas o la «vela».

9. Cuando hayas empezado a habituarte y conozcas cómo actúas ante ella y cómo te afecta ella a ti, busca un colectivo o una escuela con quienes poder perfeccionar la práctica. El yoga o algún arte marcial pueden ser complementos perfectos.

10. No lo dejes. No busques excusas en la falta de tiempo ni te veas a ti mismo como un tipo raro haciendo cosas extrañas. Una vez estés en el camino, encontrarás pronto razones suficientes como para no abandonar.

La alimentación

La primera vez que me enfrenté a una dieta rigurosa fue para preparar una carrera de triatlón de media distancia. Si no estás familiarizado con este deporte, quizá interpretes la definición de una forma benévola. «"Media distancia", será algo moderado, medio, más o menos accesible con un poco de entrenamiento.» Pues no, la media distancia o half Ironman (ahí ya vamos empezando a ver que la cosa es más seria, ¿verdad?) es la mitad del recorrido de la prueba de un «Ironman», que en triatlón son unos cuatro kilómetros de natación, ciento ochenta kilómetros de bici y, cuando te bajas, un maratón, de modo que la prueba de media distancia en esta disciplina deportiva consiste en la nada despreciable disposición a nadar dos kilómetros, tras lo cual te subes a la bici a hacerte noventa kilómetros y por último veintiún kilómetros de carrera.

Como no estaba suficientemente «fino» para la prueba, me puse en manos de un preparador físico amigo que me plantó, aparte de los deberes de entrenamiento diario no inferior a una o dos horas, una dieta rica en hidratos de carbono (pasta y arroz sobre todo), con aporte de proteína (pollo, pavo, frutos secos) o pescado para los lípidos, y algo de fruta y verdura o lácteos para aportar micronutrientes. Naturalmente, con las dosis medidas, pesadas y, en rigor, racionadas. Me fue muy bien. No sólo perdí diez kilos, sino que tuve fuerza suficiente para terminar la prueba. Por supuesto, no tenía aspiración alguna más allá de la ambición de llegar a meta. Y, la verdad, sólo pude hacerlo gracias al entrenamiento y a aquella dieta, porque la última fase de la prueba, los veintiún kilómetros de carrera, la tuve que hacer con una temperatura ambiente de 36 ºC.

Hasta entonces, mi relación con la alimentación había sido la de cualquier persona que hace ejercicio, pero que no se toma con la seriedad que debiera mantener una dieta acorde con ese desgaste o, quizá sí, pero con demasiados sobresaltos e interrupciones de fines de semana, encuentros de amigos y comidas o cenas más copiosas o abundantes de lo razonable. Practicar deporte sin tener ambición de triunfos ni compromiso de medallas es lo que tiene.

En honor a la verdad quizá debiera aportar aquí un encuentro muy anterior con la comida saludable, a pesar de que la experiencia la viví como algo más bien incómodo. Todavía hoy, muchos años después, con una conciencia clara de la importancia fundamental que tiene la alimentación saludable, lo comento con mi hermano con la misma despreocupada e irónica distancia con que entonces nos lo tomábamos los dos.

Eran los platos de colores de mi madre, que nos preparaba allá por los años setenta del siglo pasado. Colores de vegetales en extraña alternancia: maíz, remolacha, lechuga, alguna verdura... Un concepto de la cocina basado en lo que ella llamaba **macrobiótica**, cocina con ambición de ser saludable, basada en la teoría de un filósofo holístico japonés que se había apropiado también de la gastronomía para aportarla a su universo de «totalidad».

Aquello se combinaba con las pastillas de magnesio, jalea real, *ginseng* y otras sustancias que proponía y distribuía Ana María Lajusticia, que a día de hoy aún sigue vendiendo productos que casi medio siglo después no sólo se mantienen como sustancias que refuerzan el sistema inmunitario, sino que son cada vez mejor y más ampliamente consideradas por quienes se toman en serio su salud.

Hoy mi alimentación pasa por una disciplina ordenada de contenida atención, influida en parte por lo que mi madre nos enseñó en aquella época, aunque no quisiéramos o no fuéramos conscientes de ello hasta tiempo después. ¿Qué quiere decir esto? Pues que procuro saber qué como, hacerlo de forma racional (medida y moderada) y, lo que es muy importante, lenta y concentrada.

No siempre resulta fácil: las comidas de trabajo rompen rutinas saludables y exigen a menudo tiempos demasiado cortos, pero lo peor de esos encuentros es que ni trabajas ni realmente comes. Por eso yo procuro que la comida o la cena sean eso, y no estresantes citas laborales o profesionales.

Créeme, es una muy buena práctica que quizá deberías aplicarte.

Otra es comer despacio. Como saboreando, concentrado en el alimento y el disfrute de sus matices, de su textura, de su sabor. Vale, no siempre se encuentra uno con alimentos tan gratos, pero no se trata tan sólo de saborear, sino de sentir. Y esto tiene otros beneficios, por ejemplo, saciarte antes. Casi siempre comemos más de lo que necesitamos porque la sensación de saciedad nos llega mucho después de haber satisfecho esa necesidad. Al comer despacio, esa distancia se recorta considerablemente y tu alimento se ajusta más a lo que el cuerpo te reclama. Ésta fue una de las enseñanzas de mi madre en aquellos tiempos de las comidas de colores.

Desayuno fuerte. Empiezo mejor el día si me voy con mi dosis de fruta (lo primero después del té), un huevo frito (también diario) acompañado a veces de alguna legumbre y un tazón de bebida de almendras con cereales integrales (de los que no llevan azúcares añadidos). A veces lo endulzo con miel.

Procuro que en mi dieta haya un equilibrio que entiendo saludable, sin renunciar a nada. Como carne, pescado, huevos, cuando estoy en Asturias leche entera de confianza, y todo tipo de verduras y frutas. Procuro cenar ligero, a veces añadiendo kéfir o algún probiótico, pero huyo de lo copioso y los hidratos antes de irme a dormir. En algunas ocasiones he practicado ayunos intermitentes de doce o de catorce horas, pero no soy adicto a régimen alguno sin control médico. Ya lo hice una vez, tuve suerte y no me fue mal, pero no considero inteligente jugar con fuego en este territorio.

UNA IDEA DE PLANIFICACIÓN

En casa practicamos una saludable disciplina de pareja: programar comidas para la semana tratando de combinar adecuadamente los alimentos que contengan los nutrientes que podemos necesitar. Los fines de semana se abre un poco la mano, pero sin perder el horizonte. Al principio es recomendable seguir las pistas que marque el nutricionista. Pronto coges el hábito y vuelas solo. Ayuda muchísimo en el objetivo de una alimentación inmunoentrenadora.

Aquí va el ejemplo de una semana cualquiera. En dos líneas, comida y cena.

Lunes:
Arroz con verduras.
Pescado.
Martes:
Cocido.
Tortilla de patatas.
Miércoles:
Pasta con champiñones + queso y nueces.
Guisantes con jamón.
Jueves:
Arroz a la cubana.
Alcachofas y pavo.
Viernes:
Ensalada de canónigos.
Pescado.
Sábado o domingo:
Pasta con calabacín.
Lentejas.
Pollo con champiñones.

Me gusta comer, me gusta el vino y acompaño a veces comidas y encuentros con cerveza o algunos licores. ¿Cómo voy a renunciar a la cultura del vino o de la sidra? Tampoco renuncio a la sociabilización con el alcohol como parte del encuentro, pero mido mucho sus recorridos. Se puede disfrutar de todo ello sabiendo dónde está el límite, ubicándote tú mismo en el lugar hasta el que sabes perfectamente que puedes llegar.

No practico el talibanismo en ninguno de los órdenes de mi vida. Ya estamos suficientemente condicionados (y cada vez más) por lo políticamente correcto como para andarse uno buscando caminos de frustración.

El ejercicio

Mi abuelo Manolín Fernández se iba andando a Oviedo y volvía en el mismo día. Aquello me maravillaba. Mieres, que es donde vivían mis abuelos, está a veinte kilómetros de la capital del principado. Era una buena caminata, pero estaba habituado. Le gustaba andar. Cuando venía a Madrid, tiraba de mí para ir al centro. Con la excusa de llevarme al zoo, que entonces estaba en El Retiro, el *güelu* me sacaba a pasear seis o siete kilómetros de ida y otros tantos de vuelta. No recuerdo aquello como una experiencia traumática, ni siquiera pesada, pero me puedo hacer cargo perfectamente de que para mí no debía de ser una fiesta.

Algo bueno debió quedarme, imagino, porque le cogí el gusto al ejercicio. No sé si a raíz de aquellas larguísimas excursiones o porque mis padres también fueron siempre dados al paseo, digamos, extenso, el caso es que jamás le hice ascos al movimiento. Al contrario, en cuanto tuve oportunidad, me puse a hacer deporte.

Pasé, como muchos niños, por la dolorosa experiencia

de no tener habilidades futbolísticas. En el patio del cole, cuando yo era crío allá por los años sesenta y setenta, aquello era una tara que podía llegar a marginarte del grupo y hacer que terminaras comiéndote tú solo la merienda. Por fortuna no era completamente inútil, de modo que me aprovecharon para jugar de portero, que es donde se ponía a los torpes que no eran completamente de deshecho.

Constatada mi escasa habilidad para brillar en grupo (no era malo de portero, pero me parecía poco divertido y terminé generando un injusto prejuicio hacia los guardametas, como si estuvieran ahí porque no podían meter goles), me pasé a otros territorios. Digamos que pasé a la acción. Me apunté a judo. Algo de kárate hice también, pero el cuerpo a cuerpo y la intensidad del ejercicio del judo me engancharon más. Llegué a cinturón azul.

En aquellos años de adolescente, en que transité por la finísima frontera de las drogas, que quizá no llegué a rebasar porque vi amigos míos, gente de mi grupo y mi pandilla, consumirse y morir, empecé a subirme a la bici en serio. Me gustaba y salía a menudo. Recuerdo la primera vez que subí desde mi casa, en el parque de San Juan Bautista, a la parcela que habían comprado mis padres cerca de Alcalá de Henares. Treinta kilómetros con puerto de tercera categoría, que superé con nota.

Después descubrí la natación. Eran los años de universidad y yo acudía a la piscina del INEF que estaba en la ciudad universitaria. Aquélla fue una época de cierto «descuido» deportivo. Estudiaba Periodismo en la Complutense, acababa de morir Franco y la agitación estudiantil, animada por la ensoñación revolucionaria frente a una democracia que comenzaba a caminar lenta pero decididamente, me apartaron algo del deporte.

Lo que nunca abandoné, ni en los tiempos difíciles de frontera con las drogas, ni en los de agitación universitaria, fue el hábito (y el placer) de caminar.

Con el tiempo, recuperé la natación y la bici.

Nunca me gustó correr, pero, ya entrado en la cuarentena, alguien me sugirió practicar el triatlón. «Si ya tienes la natación y la bici, anímate a correr y disfruta.»

Lo hice. Y durante unos años practiqué esa disciplina deportiva que combina la natación, el ciclismo y la carrera. Llegué, como ya te he contado, a participar en una prueba de media distancia dentro del campeonato de España por equipos. Yo formaba parte del Club Triatlón Atlético, integrado por socios y aficionados rojiblancos orgullosos de llevar el nombre y la camiseta de su club, que, por cierto, nunca nos aceptó como parte de él y hasta llegó a obligarnos a retirar el escudo de las camisetas.

Lo dejé por falta de tiempo para entrenar, pero a menudo lo echo de menos.

Hoy mantengo la costumbre de correr. Lo hago al menos tres veces por semana y reservo tiempo para recorrer y conocer así los lugares que visito, sus ambientes, las sensaciones y los olores.

He descubierto el boxeo. Desarrolla los reflejos y obliga a una disciplina de mantenimiento altamente saludable. Es un ejercicio de mucho desgaste físico que libera sustancias como la **dopamina** y la **serotonina**, que afectan muy positivamente al estado de ánimo.

LLENOS DE VIDA

Sólo con salir a pasear un día soleado tienes ya un regalo extra de vitaminas. El sol pone a tu disposición dosis de vitamina D, alimento de los **macrófagos** que además aporta proteínas para la microbiota intestinal y mantiene a raya los posibles desajustes autoinmunes. Las nubes filtran la vitamina procedente del sol, pero también nos llega en días nublados.

El aire libre en lugares boscosos o cercanos al mar contiene en suspensión componentes que refuerzan el sistema inmunitario, como las **fitoncidas**.

Puedes empezar poco a poco, con paseos cortos sin llegar a cansarte. Obsérvate bien, sin exigirte ir más allá de lo que tú mismo veas que eres capaz. Rebasar metas es loable, pero forma parte del entrenamiento cuando tienes objetivos deportivos precisos. Tu sistema inmunitario no necesita esos objetivos para consolidarse y crecer, simplemente una práctica constante y consciente.

¿Que quieres ir más allá? Perfecto. Será también entrenamiento para tus defensas. De entrada, el sudor extiende por la piel bactericidas que refuerzan tus defensas. Además, el ejercicio físico constante y, desde luego, medido elimina bacterias de las vías respiratorias y detiene los avances de posibles patógenos gracias al aumento de la temperatura corporal, estimula la circulación de la sangre y la creación de **glóbulos blancos** y refuerza la acción de las **células NK** que combaten los radicales libres. Reduce la producción de **cortisol** o epinefrina y, por el contrario, aumenta la **dopamina** y la **serotonina**, directamente relacionadas con las sensaciones de bienestar.

El ejercicio, a tu ritmo, a tu manera y según tus posibilidades, a cualquier edad y desde cualquier momento, entrena tu sistema inmunitario y te proporciona una estimulante satisfacción personal.

Todo esto forma parte de mi dieta cotidiana, pero, a veces, la rutina se rompe por viajes o situaciones inesperadas. En esos casos, acudo al comodín canino: tengo dos perros con los que me he comprometido de por vida, que es como uno se relaciona con estos animales cuando los adopta o los recibe. Hay que pasearlos todos los días. Al menos una vez. Y esto, que es una obligación, se puede convertir en excusa para salir, aunque no se tenga mucho tiempo. Ellos lo agradecen y te devuelven a cambio una impagable compañía durante el paseo o el entrenamiento.

Practico y disfruto la vida en la Naturaleza. Bosques o costas, parques o campos, son lugares en los que he aprendido a conectar con lo que soy y a valorar lo que tengo.

Cuento con el privilegio de relacionarme positiva y directamente con unos seres extraordinarios como son los caballos. Su naturaleza atenta y dispuesta los convierte en el mejor reflejo de nuestros estados de ánimo y en colaboradores impagables para crecer y mejorar. Si observas bien y aprendes a entenderlos, siempre te hablarán de ellos, pero, sobre todo, de ti mismo. Nunca he visto nada tan cercano a un espejo como su respuesta a tu estado de ánimo. Siempre han colaborado. El género humano no habría alcanzado sus grandes conquistas sin los caballos, no habría llegado a donde ha llegado sin su forzada lealtad y su nobleza. Hoy muchos de nosotros gozamos de ellos, de su monta y de su compañía. Es verdad que la gran mayoría viven encerrados en cuadras o «boxes» con el alma rota, porque son animales de manada y Naturaleza, pero incluso desde ahí siguen enseñándonos a amar y entender lo natural.

Chequeo y vacunas

«Tú no vas al médico ni para saludar.» Mis amigos suelen lanzarme esta frase a modo de amable reproche, creo yo que cargado de saludable envidia, si es que aceptamos pulpo como animal de compañía y que la envidia puede ser «sana». Sandra, mi compañera de vida y de compromiso por la salud, bromea siempre con que no recuerda la última vez que me resfrié. «Nunca enferma y, cuando lo hace, le dura menos de un día.»

Tengo la fortuna de tener una magnífica salud.

Supongo que viene de lejos, puesto que la mitad de mi familia asturiana, la que no es minera, sino ganadera y montaraz, goza de una insólita longevidad. Mis abuelos y mis tíos duran (y viven, que durar y vivir no son la misma cosa) más de lo que suele ser habitual en su generación, de modo que es cosa de la genética.

Pero sólo en parte. Hay detrás un trabajo constante y decidido en todos los puntos que acabo de compartir contigo (te he contado casi mi vida en un puñado de páginas) y una voluntad de prevención que me mantiene en contacto con mi médico de cabecera (de familia) y con los especialistas que me han tratado de dolencias o accidentes. Tengo buena salud, pero soy tan imperfecto o vulnerable como cualquiera, y llevo ya dos operaciones en los hombros para «amarrar» tendones (una de ellas tras romperme todo el manguito de los rotadores, que tiene nombre de pieza de coche antiguo, pero es un conjunto de tendones que regulan los movimientos del hombro) después de unos cuantos accidentes, alguno haciendo deporte.

Soy muy consciente de que por muy bien que me encuentre y por mucho que la Naturaleza haya sido generosa conmigo, la inmunosenescencia no me va a perdonar y, a medida que pase el tiempo, voy a tener que acudir a la medicina geriátrica para prevenir y evitar la aparición de enfermedades por el desgaste de mi sistema inmunitario.

Como todos, he comprobado que las vacunas son el muro a las epidemias y la gran herramienta para prevenir enfermedades entrenando mi sistema defensivo.

En España tenemos la fortuna de contar con una estrategia de salud pública que, aun siendo mejorable, contempla un calendario vacunal central que coordina el llamado Consejo Interterritorial del Sistema Nacional de Salud (CISNS), que está integrado por los consejeros de Sanidad y Salud de cada una de las comunidades autónomas y el Ministerio de Sanidad. Es el órgano coordinador de las políticas de salud pública en España.

Como dice el propio Ministerio de Sanidad, el calendario de vacunación es una herramienta de salud pública cuya aplicación favorece a toda la población, tanto a las personas que se vacunan como a las que no lo hacen.

Atiendo al que me corresponde por edad, siguiendo los calendarios nacional y autonómico. Para eso me coordino con el doctor (en este caso, doctora) que me corresponde del Sistema Nacional de Salud.

La cercanía a la realidad del cáncer en primera persona me ha llevado inevitablemente a tomar conciencia de la enorme importancia de un sistema público de salud eficaz y universal. Y en España, si no vence el empeño de acabar con modelos mixtos que están funcionando con solvencia y si se consigue desfuncionarizar el servicio, vamos a contar siempre con un espléndido sistema. También está en nuestra mano en gran medida prevenir el cáncer y otras enfermedades vinculadas al sistema inmunitario.

Los pasos que en este libro he compartido son la base del entrenamiento, pero la conexión permanente con el sistema de salud es fundamental.

En la Fundación Sandra Ibarra de Solidaridad Frente al Cáncer, de la que soy secretario general, precisamente la cercanía a esa realidad del cáncer en primera persona me ha convertido en alguien muy concienciado sobre la necesidad de colaboración entre el sector público y el privado, entre el Sistema Nacional de Salud y las aseguradoras y entidades privadas, incluyendo las oenegés.

El compromiso con la prevención (vacunas, chequeos, analíticas, vida saludable, ejercicio, alimentación adecuada) entiendo que empieza en cada uno de nosotros, pero necesita también de la colaboración entre lo público y lo privado.

Somos la célula del sistema, pero éste tiene que estar engrasado y funcionar. Como nuestro sistema inmunitario, entrenado y lo más fuerte posible para no terminar dañándose a sí mismo.

CALENDARIO COMÚN DE VACUNACIÓN A LO LARGO DE TODA LA VIDA
Calendario recomendado año 2022

Consejo Interterritorial
SISTEMA NACIONAL DE SALUD

EDAD

VACUNACIÓN	Prenatal	0 meses	2 meses	4 meses	11 meses	12 meses	15 meses	3-4 años	6 años	12 años	14 años	15-18 años	19-64 años	≥65 años
Poliomielitis			VPI	VPI	VPI				VPI[1]					
Difteria-tétanos-tosferina	dTpa[2]		DTPa	DTPa	DTPa				dTpa/DTPa[2]		Td	Td[2]	Td[2]	Td[2]
Haemophilus influenzae b			Hib	Hib	Hib									
Sarampión-rubeola-parotiditis						TV		TV		TV[3] ·····				
Hepatitis B[4]		HB[4]	HB	HB	HB				HB[4]					
Enfermedad meningocócica			MenC[5]	MenC[5]		MenC				MenACWY[6] ·····	MenACWY[6]			
Varicela							VVZ	VVZ		VVZ[6] ·····				
Virus del Papiloma Humano										VPH[7]	VPH[7] ·····			
Enfermedad neumocócica			VCN	VCN	VCN									VN[8]
Gripe	gripe[9]													gripe anual[9]

Calendario aprobado por la Comisión de Salud Pública del Consejo Interterritorial del SNS el 17 de febrero de 2022

Fuente: Ministerio de Sanidad, febrero de 2022.

4

Un futuro de salud

Prevenir y actuar frente a la inmunosenescencia

La Organización Mundial de la Salud define la prevención como las «medidas destinadas no solamente a prevenir la aparición de la enfermedad, tales como la reducción de factores de riesgo, sino también a detener su avance y atenuar sus consecuencias una vez establecidas».

La tradición popular lo expresa de una manera más elocuente y llena de intención, porque invita claramente a actuar: «Más vale prevenir que curar».

Si la medicina compromete a quienes la ejercen a aplicar sus conocimientos para la mejora de la salud de los demás y no utilizarlos para agredir o violar derechos humanos, la ciencia es el camino para avanzar en esa dirección, dotando a la primera de los medios para efectuar su labor cada vez mejor y para planificar y anticiparse a lo que pueda venir. Si nos admira la capacidad del sistema inmunitario para hacer los cálculos que nos permiten enfrentarnos a cualquier patógeno presente o futuro, es fácil pronosticar que en breve los algoritmos nos permitirán contar con mecanismos de defensa cada vez más certeros y potentes para reformar este sistema defensivo.

Hemos conocido algunos de los mecanismos y actuaciones que nos pueden llevar a una vida más saludable, así como los caminos que la investigación está abriendo y puede abrir en el futuro en esa dirección.

Pero conviene insistir en la necesidad de exigir e impulsar políticas de prevención: «Cuanto antes se apliquen las medidas de intervención, mejor será el resultado en la prevención de la enfermedad o de sus secuelas», afirma la doctora Pilar Arrazola. La prevención debe estar basada en el conocimiento de la historia natural de la enfermedad o en cómo evoluciona un proceso patológico cuando no hay intervención médica de por medio.

Las estrategias preventivas en enfermedades infecciosas son una inversión en coste salud altamente efectivas. Y los programas de vacunación dirigidos a adultos son ahora más importantes que nunca. Como afirma la doctora Arrazola: «Es esencial extender las políticas o recomendaciones de vacunación a la población adulta con el fin de reforzar el control de las infecciones inmunoprevenibles a lo largo de toda la vida, no sólo en muchas ocasiones tienen mayor riesgo de infección que los niños, sino que en el caso de enfermar, el pronóstico puede ser peor».

Lo que aprendimos de la pandemia

La pandemia de la COVID-19 ha supuesto un dramático espejo que nos ha situado frente a nuestra realidad de seres vulnerables. Nuestra vulnerabilidad es uno de esos aspectos de la naturaleza humana que a menudo tratamos de minimizar: nos sentimos y nos vemos fuertes, protegidos, capaces, dominantes. Y, sin embargo, a veces nos llegan señales de que hay un universo sobre el que creemos tener el control que realmente decide sobre nosotros.

Ya hemos hablado de la que podría ser una de las grandes enseñanzas de la pandemia, la necesidad de atender de manera especial al sector más vulnerable de la población: las personas mayores. Identificar a quien más puede sufrir y anticiparse a la enfermedad o dotarle de mejor calidad de vida son compromisos que como sociedad no podemos volver a saltarnos.

El presidente de la Sociedad Española de Geriatría y Gerontología, el doctor García Navarro, afirma que la pandemia «ha sido una fuente de conocimiento muy importante, que ha servido para demostrar la resiliencia e implicación de los profesionales de los servicios sanitarios y sociales, y que la industria farmacéutica tiene un grado de desarrollo muy avanzado, y esto ha permitido conseguir una vacuna contra el virus en tiempo récord; sin la colaboración de la industria, no hubiese sido posible superar la epidemia tan rápidamente». Pero frente a estas enseñanzas, que habrán de ser positivas para el futuro, se nos han visto las vergüenzas en materia de atención social y, sobre todo, a los mayores: «Hemos vivido una enorme mortalidad en residencias de mayores y no hemos sido capaces aún de cambiar el modelo de atención y, en los momentos de pospandemia, [se han producido] grandes listas de espera para acceder a especialistas, un enorme impacto de ansiedad e insomnio o trastornos en el comportamiento».

El cambio de modelo de atención es hoy una prioridad, como la necesidad de revertir algunos tópicos sobre la geriatría o la gerontología como territorios de cuidados terminales para personas con corto recorrido vital.

Lo que seguimos siendo

Es curioso cómo la atención a nuestros orígenes nos puede dar alguna pista para progresar en el camino de la mejora de la salud social e individual.

Joan Manuel Serrat denuncia en su canción «A quien corresponda», que «a los viejos se les aparta después de habernos servido bien». Conecta esa idea —realidad, me temo— con otra situación reciente, actual, aunque mucho menos de lo que parece, que es que durante la crisis económica en la que llevamos navegando (o naufragando, según se mire) casi desde el comienzo de este siglo, ha sido el apoyo de los padres y de los jubilados lo que ha sostenido a muchas familias, lo que ha permitido que millones de personas no se ahogaran en la indigencia.

De hecho, muchos de nosotros hemos tirado o tiramos de padres o abuelos para cuidar a los niños.

Y, sin embargo, todo esto forma parte de uno de los rasgos de inteligencia más sobresalientes y desconocidos de la evolución. Digamos que aunque a los viejos se les aparte «después de habernos servido bien», la evolución nos enseña que sin el papel de los viejos no seríamos lo que somos o como somos.

Ya hemos enunciado en capítulos anteriores (como me gusta esa expresión, parece que estamos en una serie de la tele) la llamada hipótesis de la abuela. Esta teoría, que arranca de las ideas del biólogo estadounidense, George Christopher Williams, a finales de los años cincuenta del siglo pasado y fue desarrollada por dos paleontólogos, Kristen Hawkes y James F. O'Connell, explica que la menopausia, tan temprana en nuestra especie, es en realidad un brillante capítulo de nuestra evolución: parte de la población pierde su capacidad de reproducción, pero dedica tiempo efectivo al cuidado de los demás. Como apunta la doctora Martinón

Torres: «La biología avala con datos lo que podíamos pensar que sólo estaba escrito en nuestros sentimientos».

La ONU estima que, la próxima década, el número de personas de sesenta años o más crecerá un 46 por ciento. Seremos más, seguiremos siendo necesarios y tendremos más posibilidades de mejorar y ampliar nuestra calidad de vida, pero ni estaremos solos ni deberemos quedarnos quietos.

Repensar el mundo

El mundo tiene que prepararse para nuevas pandemias. Que vendrán. La Organización Mundial de la Salud lleva desde 2015 impulsando estudios para identificar patógenos posibles causantes de futuras pandemias. Como hace nuestro propio sistema inmunitario, pero en plan institucional. Cada año se actualiza una lista de virus para los que no se tiene tratamiento o vacunas. Y en cada nueva actualización aparecen amenazas potenciales.

Hemos aprendido que se pueden desarrollar vacunas en tiempo récord y, ya digo, se trabaja para actuar como lo hace el sistema inmune, pero en vez del azar de las marcas genéticas, con el conocimiento científico de posibilidades y amenazas.

Desde 2017, en que se creó en el Foro de Davos, existe la Coalition for Epidemic Preparedness Innovations (CEPI, Coalición para las Innovaciones en Preparación para Epidemias), cuyo objetivo es acelerar la innovación para prevenir y prepararnos ante epidemias. Al principio fue financiada por el matrimonio Gates —a través de su Fundación, la Wellcome Trust—, y cuenta con el apoyo de países como Alemania, Japón o Noruega, que es donde tiene su sede. En 2021, la CEPI aprobó un presupuesto de más de tres mil quinientos millones de euros para desarrollar vacunas frente a futuras pandemias. Uno de los objetivos fundamentales es acortar plazos: si se pudo con la COVID-19, se podrá, y aún más, con otras pandemias futuras.

La Unión Europea ha puesto en marcha un plan para acelerar la aprobación de las vacunas y la posibilidad de acortar el tiempo de evaluación de los ensayos clínicos.

El problema sigue siendo la distribución equitativa. De momento, imposible. Pero del mismo modo que la COVID-19 no entiende de fronteras pero las vacunas sí de hemisferios, en el futuro habrá que pensar en un reparto equitativo y justo que llegue a toda la población por una vía distinta a las donaciones. No se trata de enviar a los países pobres los viales con las vacunas, sino de propiciar que las produzcan por sus propios medios.

Volver a casa

Será también el momento de acudir a los nuevos hábitos saludables y a recuperar los viejos que hemos desplazado en este tiempo metálico y tecnológico.

A mediados del siglo xix, la precursora de la enfermería moderna, la británica Florence Nightingale, la «dama de la lámpara», la mujer que descubrió, durante su misión en la guerra de Crimea en 1854, que morían más soldados por un mal tratamiento de las heridas en el hospital que en el campo de batalla, notó que los pacientes se recuperaban más fácilmente de las infecciones si abría una ventana: «que entre siempre aire de fuera y que de las ventanas llegue el aire más fresco».

Ha tenido que ser la COVID-19 la que consiga que tengan éxito los esfuerzos de inmunólogos y bacteriólogos para que se tome en serio la importancia de la ventilación. La circulación aérea facilita la dispersión de las bacterias. Y vaya si hay bacterias en el aire. Un dato para darte una idea de su cantidad: cada uno de nosotros aerosoliza, o sea, envía al aire más o menos treinta y siete millones de bacterias por hora.

Ya supimos, al asomarnos a la saludable idea del «emboscamiento», que en el aire de los bosques nos esperan en suspensión compuestos altamente beneficiosos para nuestro organismo, como los **terpenoides**, que regulan la producción de **citoquinas** inflamatorias y mejoran el estrés oxidativo. Son sustancias volátiles que emiten las plantas y que formaban parte de nuestro acopio habitual y natural de elementos de refuerzo del sistema inmunitario cuando teníamos relación con los bosques. Hoy seguimos perdiéndolos y apenas reparamos en los que quedan. Hace poco un amigo me hablaba de lo impresionado que había quedado en una reciente visita a Canadá por la inmensidad de sus espacios naturales, apenas afectados por la acción humana (visible, claro, en la lluvia ácida y el cambio climático, del que más adelante hablaremos, que hacen su trabajo en silencio y sin fronteras), y por el hecho, para él asombroso, de que en esas extensiones uno podría encontrarse animales salvajes que sólo había visto en los documentales o en los cuentos. Más aún se sorprendió cuando uno de los guardabosques que trabajaba en aquellas inmensidades le dijo que algo parecido tenían en España, donde había bosques así y osos que los habitaban. Aquel hombre, a más de siete mil kilómetros de la reserva Natural de Muniellos, en Asturias, ponía en valor toda esa naturaleza del norte de la península ibérica, tan cercana y a veces tan poco conocida.

En su Discurso sobre los fundamentos de la desigualdad, Jean-Jacques Rousseau contrapone, ya a mediados del siglo XVIII, el estado de la sociedad de entonces y la sociedad natural. «La mayor parte de nuestros males son obra nuestra, casi todos los cuales hubiéramos evitado conservando la manera de vivir simple, uniforme y solitaria que nos fue prescrita por la Naturaleza.»

No se trata de volver a ella, sino de reflexionar sobre lo «conseguido»: «El género humano, envilecido y desolado, no pudiendo volver sobre sus pasos ni renunciar a las desgraciadas conquistas que había logrado y laborando únicamente en vergüenza suya por el abuso de las facultades que lo honran, se puso él mismo al borde de su ruina».

Casi tres siglos después, no hemos mejorado como condición humana en su desapego de la Naturaleza. Más bien al contrario, le hemos arrebatado espacios en nombre del progreso.

Hemos avanzado lo impensable en buscar caminos colectivos e individuales de salud, hemos doblado y hasta triplicado la esperanza de vida gracias a los avances científicos, en particular las vacunas, hemos aprendido a convivir de forma igualitaria y democráticamente sana, aunque la receta esté lejos aún de extenderse a todo el mundo (más bien el contrario, quizá estemos yendo a peor y los controles democráticos desvíen su eje desde las instituciones elegidas a los algoritmos comerciales), somos una sociedad más consciente y preparada. Todo eso son ventajas y logros de los últimos siglos de nuestra historia, especialmente el último siglo y medio, pero seguimos sin reconectar con la Naturaleza.

Un ejemplo palpable en muchos países occidentales es la profusión de incendios forestales. Una de las razones de que los bosques se quemen con mucha más facilidad que antes, al margen del aumento considerable de las temperaturas ambientales, es la falta de limpieza de hierbas y matorral. Hace algunas décadas, la ganadería extensiva se encargaba de esa labor. Parte del diálogo de los humanos con el bosque era su preservación y mantenimiento a través de la acción directa del ganado: limpiaba y renovaba, además de abonar y extender los bosques por el simple hecho de comer en ellos, participando así de su ciclo vital.

En algún momento decidimos cambiar nuestra relación con el bosque y optamos por salir de él y dejar que viviera y creciera solo, confiando que sería mejor así. En muchos casos, la lejanía del ser humano de la Naturaleza ha sido beneficiosa, pero, en muchos otros, ha extendido riesgos y propiciado males que no había conocido en los tiempos de la relación directa con el hombre, como el exceso de maleza o la colonización de animales y plantas invasores.

Deprisa, deprisa

Los seres humanos estamos sufriendo la velocidad excesiva de los cambios tecnológicos. Como ya hemos visto, el desajuste entre la sociedad que hemos creado y nuestro condicionamiento genético, nuestra biología, provoca alteraciones en el sistema inmunitario que facilitan la enfermedad. Ello a pesar de los logros para prolongar la vida y hacerla saludable. Lo enuncia así la doctora Martinón Torres, que nos recuerda que el número de individuos que sobreviven hasta una edad avanzada es muy alto, sobre todo si lo comparamos con nuestros antecesores los primates: «Esta mayor longevidad, junto a una esperanza de vida mejorada, habría permitido el solapamiento entre generaciones, un promotor fundamental del desarrollo de la cultura humana. Sin embargo, todo tiene su precio, y vivir más años aumenta la probabilidad de sufrir mutaciones y daños que, si no se eliminan, acaban desarrollando tumores».

Volver a la Naturaleza no es hacerse una cabaña en el monte e irse a vivir allí sin luz o teléfono. No es convertirse en ermitaño y esperar vivir de lo que la caza o la siembra nos brinden. No se trata de volver a la condición de cazadores recolectores, ni a la de agricultores neolíticos con acceso a lo necesario a la puerta de casa.

El cambio de mentalidad necesario pasa por disfrutar de las oportunidades que nos ofrece lo que tengamos más cerca y romper la rutina de sedentarismo en la que muchos nos hemos acomodado.

Las sociedades contemporáneas siguen sufriendo de desigualdad y escasez, pero la aspiración a un bien común que sirva para equilibrar y mejorar la vida de todos no puede descuidar la consideración del medioambiente como algo propio, no sólo por lo que nos procura, sino porque es nuestro origen. Somos seres sociales, pero nuestro escenario biológico es un universo natural al que no debemos renunciar nunca.

¿Cuántas veces te has preguntado por qué los tomates no saben como antes? ¿O por qué el pan es hoy menos saludable? Los hábitos y las prisas, el deterioro del medio rural y las formas de explotación intensivas son la respuesta. Para ganar más, producimos más. El tomate ya no sabe porque la tierra de la que nace, los nutrientes que precisa, los plaguicidas que se usan, modifican todos los procesos y alteran así el resultado final.

Esta forma de producir para el consumo tiene otra derivada interesante, al menos para enunciarla: nos hace más vulnerables a base de hábitos bienintencionados que terminan teniendo efectos negativos. Por ejemplo, la llamada higienización. Filtramos los alimentos hasta tal punto que llegamos a privarlos de sus beneficios. Como recuerda la doctora Sari Arponen: «Ya casi no comemos alimentos fermentados. Antiguamente, la fermentación de los alimentos era una forma prolongada y segura de conservarlos cuando no había frigoríficos ni cadenas de transporte de frío». Y esto ha debilitado nuestra microbiota, como hace con nuestras defensas un exceso de prevención, con el uso inadecuado de medicamentos o fármacos que terminan provocando un fortalecimiento de agentes exteriores patógenos que, como ya vimos, aprenden también a base de encontrarse una y otra vez con la misma defensa. Conocer al enemigo espolea cambios estratégicos eficaces.

La incidencia de enfermedades autoinmunes y alergias, lejos de desaparecer, está aumentando. Como sigue diciendo la doctora Arponen: «Nos hemos hecho muy buenos en evitar los peligros de la Naturaleza, pero somos pésimos reconociendo como dañinas cosas que nosotros mismos fabricamos».

No hay que pensar en la enfermedad en términos de culpa, pero sí hacer lo posible por evitarla o, al menos, mantenerla lejos.

Colaborar, comprometerse

En este libro hemos aprendido a ver nuestro interior, nuestro organismo, como una supersociedad perfectamente organizada para mantenerse y sobrevivir. Una sociedad cuyos avances son los de la propia evolución de la especie y que es tan imperfecta como lo podemos ser nosotros mismos o los mecanismos con los que vivimos. Tiene fallos y todavía no la conocemos demasiado bien, pero sabemos que funciona, que nos salva y que podemos actuar sobre ella y con ella para que todo el proceso de la vida confluya en una mejora prolongada.

Te propongo ahora que le demos la vuelta a esa mirada, que veamos el mundo, nuestra sociedad, como un superorganismo que actúa conjunta y coordinadamente. Acerquémonos a la teoría del biólogo evolucionista Edward O. Wilson, conocida como «eusociabilidad». Los humanos, como las hormigas, las abejas, las termitas o algunos crustáceos, somos seres «eusociales», es decir, construimos un hogar del que salimos y al que regresamos, cuidamos de todo el grupo aunque no sean nuestras crías y organizamos las tareas para repartir responsabilidades. Como afirma la doctora Martinón Torres, que explica y hace suya esta teoría de Wilson: «Una población que colabora, que comparte, que se organiza, es mucho más eficiente en la consecución de recursos, más fuerte a la hora de competir con otros grupos».

Siempre ha sido así, y ese carácter de grupo compacto y organizado es lo que explica, por ejemplo, que el sueño no sea una rareza de la evolución, sino la evidente respuesta evolutiva al agotamiento natural de nuestro organismo. Nuestro sueño puede ser prolongado porque siempre había alguien vigilando.

La sociabilidad nace de la necesidad de defenderse, y nuestra supervivencia como especie está en creer en ella, mantenerla y, en la medida de nuestras posibilidades, reforzarla.

El avance del fuego, que permitió que los homínidos bajáramos de los árboles porque aquel descubrimiento robado a la Naturaleza alejaba el peligro de ser depredado, terminó provocando encuentros en los que se fueron afirmando los lazos entre los miembros del grupo. Allí se hablaba y se contaban historias. Se hacía tribu.

Hoy los amigos están en una red social y hemos cambiado las sonrisas por likes y el abrazo y la conversación por diálogos escritos en unos cuantos caracteres abreviados y escuchados al doble de velocidad para no perder tiempo. Los más jóvenes apenas oyen canciones enteras y, desde que escuché por primera vez a alguien decir que había hablado con otra persona y se refería a que se había cruzado mensajes escritos por teléfono, no hago más que sorprenderme de la forma tan natural en que hemos ido asumiendo que una relación tecnológica y distante ha sustituido a las conversaciones y el encuentro.

Encontrarnos con amigos, cultivar las relaciones saludables, compartir emociones y conversación son parte esencial de ese reencuentro con nuestra propia naturaleza, de ese reajuste biológico que supone el **inmunofitness**, porque este refuerzo añadido a la generación de bienestar y potenciación de nuestro sistema inmunitario es también una invitación a socializar, a compartir, a ser grupo y ejercer como seres sociales. Mejoraremos individualmente, pero estaremos contribuyendo también a la mejora de nuestra sociedad.

No soy tan ingenuo como para pensar que el **inmunofitness** va a cambiar el mundo, pero la toma de conciencia sobre el valor de nuestra salud, la existencia de herramientas para mejorar y prolongarla, así como una actitud positiva hacia la Naturaleza y también hacia los demás, tendrá consecuencias. Ya hace años que está viva, y quizá hoy más que nunca, esa máxima ecologista de los años setenta: «Piensa globalmente, actúa localmente».

Los filósofos budistas sostienen que somos uno con el mundo. Y eso es una verdad biológica. Desde la perspectiva de las relaciones microscópicas, todos somos lo mismo, todos vivimos y actuamos bajo el mismo principio esencial. Somos Naturaleza, somos espacio, universo, vida, en fin, que sólo tiene sentido contemplada desde la perspectiva de nuestro origen y una evolución que nunca nos separó del todo. Nunca.

LOS OBJETIVOS DE DESARROLLO SOSTENIBLE, CUESTIÓN DE SALUD

El 25 de septiembre de 2015 Naciones Unidas dio a conocer los diecisiete Objetivos de Desarrollo Sostenible (ODS), como «un plan de acción a favor de las personas, el planeta y la prosperidad», que también «tienen por objeto fortalecer la paz universal dentro de un concepto más amplio de libertad». Éstos son los puntos que se supone comprometen a todos los países del mundo. Obsérvese que todos y cada uno tienen alguna vinculación con la salud:

1. Fin de la pobreza.
2. Hambre cero.
3. Vida sana y promoción del bienestar.
4. Educación de calidad, inclusiva y equitativa.
5. Igualdad de género.
6. Disponibilidad de agua y saneamiento.
7. Acceso a energía asequible, segura y sostenible.
8. Trabajo decente y crecimiento económico.
9. Industria, innovación e infraestructuras.
10. Reducción de las desigualdades.
11. Ciudades y comunidades sostenibles.
12. Producción y consumo sostenibles.
13. Acción por el clima.
14. Conservación de océanos y recursos marinos.
15. Proteger y restablecer ecosistemas terrestres.
16. Promover la paz, la justicia y las instituciones sólidas.
17. Fortalecer la alianza mundial por el desarrollo sostenible.

El cambio climático

El cambio climático es la mayor amenaza para la salud a la que se enfrenta la humanidad. No es sólo una impresión que podemos compartir y que como tal ha sido enunciada también por la Organización Mundial de la Salud, sino una realidad palpable, constatable casi a diario por los fenómenos atmosféricos que ya estamos viviendo y el aumento de las enfermedades relacionadas con la contaminación del aire, el agua y el suelo. La propia OMS estima que entre 2030 y 2050 podrían morir hasta doscientas cincuenta mil personas en todo el mundo como consecuencia de las modificaciones en las características de las enfermedades causadas por el cambio climático.

Las últimas cumbres sobre cambio climático propiciadas por Naciones Unidas, dentro de la estrategia mundial sobre «Salud, Medioambiente y Cambio Climático», han sentado las bases para que los países sean más ambiciosos ante la emergencia climática, pero hay discrepancias suficientemente poderosas como para no ser excesivamente optimistas. La presión de alguno de los llamados países emergentes, altamente industrializados, que ponen trabas a los límites de CO_2 pactados en Kioto, París o Madrid, dificulta avances reseñables. El planteamiento que hacen, acaso simplista en su enunciado, pero fácilmente comprensible en su objetivo, es que si los países desarrollados han alcanzado un nivel al que ellos aspiran entre otras cosas gracias al impulso de industrias contaminantes y consumos altos de energías fósiles, no se les puede exigir a ellos no transitar por ese camino, porque se les estaría cerrando el paso al desarrollo. Si un mundo creció contaminando, que al otro no se le aparte de ese camino. Ciertamente, no es un planteamiento inteligente, porque el deterioro medioambiental lo sufriremos todos, incluso más esos países que reivindican su cuota, pero es lo que en este momento está sobre la mesa.

Tampoco Occidente hace su parte. El recurso al pago por contaminar es posible que alivie los presupuestos de países u organismos internacionales, pero no va en la dirección de eliminar los combustibles fósiles.

Además, seguimos empeñados en una política basada fundamentalmente en el constante crecimiento económico, aun a costa de ir esquilmando los recursos naturales. Y nos enfrentamos a una crisis energética global que puede desarmar completamente los principios inmutables en los que hasta ahora nos hemos sentido cómodos, como la inagotabilidad de las fuentes de energía o la invulnerabilidad de las sociedades más avanzadas.

Viene un cambio de paradigma y no sé si nos hemos dado cuenta.

El último informe del IPCC, el Grupo Intergubernamental de Expertos sobre Cambio Climático, es particularmente alarmante en sus conclusiones. Los científicos estiman que las disrupciones están afectando a millones de personas fundamentalmente por el incremento de episodios meteorológicos extremos. Algunos de ellos, como por ejemplo la ola de calor de Tokio en 2020, no pueden ser reproducidos por los modelos de clima si no se incluyen los gases de efecto invernadero. El hielo perdido en los glaciares ya no va a volver, como tampoco va a descender el nivel del mar. La subida del nivel de algunas zonas costeras, donde vive el 40 por ciento de la población humana, empieza ya a provocar inundaciones que a medio plazo desencadenarán masivos desplazamientos de personas, algo sobre lo que llevan años advirtiendo algunos relevantes expertos, como el climatólogo indio Veerabhadran Ramanathan.

El amor está en el aire

La doctora Pilar Arrazola afirma que «el cambio climático ya está afectando a la salud de muchas maneras, por ejemplo, provocando muertes y enfermedades por fenómenos meteorológicos extremos cada vez más frecuentes, como olas de calor (que pueden disminuir la eficiencia de nuestros mecanismos de defensa y facilitar la propagación de ciertas enfermedades; la exposición excesiva al calor tiene una amplia variedad de efectos fisiológicos en los seres humanos que pueden resultar en muertes prematuras e incapacidad), tormentas e inundaciones, la alteración de los sistemas alimentarios (por reducción de los rendimientos de los cultivos y el valor nutricional), el aumento de las zoonosis y las enfermedades transmitidas por los alimentos, el agua y los vectores, y los problemas de salud mental».

De las 375 enfermedades infecciosas que afectan a los seres humanos, 218 (el 58 por ciento) se ven agravadas por los peligros climáticos, un número que asciende a 277 si se incluyen enfermedades no transmisibles, como el asma, las picaduras de insectos o las mordeduras de serpientes venenosas. Es la conclusión de un exhaustivo trabajo dirigido por el profesor Camilo Mora, del Departamento de Geografía y Medio Ambiente de la Universidad de Hawái (Estados Unidos).

El Observatorio de Salud y Cambio Climático, una oficina gubernamental que se encarga en España de evaluar y diagnosticar sus efectos en la salud pública, y el Sistema Nacional de Salud relacionan las olas de calor de los últimos años y el incremento de las inundaciones con el cambio climático. «Conforme las temperaturas medias aumentan, las olas de calor se hacen más frecuentes. Están aumentando también en frecuencia e intensidad las inundaciones y se prevé que sigan en aumento a lo largo de este siglo.»

Hay quien sostiene, no sin razón, que el aumento de temperaturas puede tener efectos beneficiosos localizados para la salud, como una menor mortalidad en invierno en las regiones templadas y un aumento de la producción de alimentos en determinadas zonas, pero los efectos globales para la salud van a ser muy negativos.

Veamos, por ejemplo, los efectos de la desertificación y las sequías que empezamos a sufrir. Según el Observatorio de Salud y Cambio Climático: «Sus impactos para la salud se producen principalmente por la escasez de agua y el empeoramiento de su calidad, y por los frecuentes incendios. Todo ello con una importante repercusión en la economía, la salud y el medio ambiente. Cabe destacar la correlación entre la disminución de la producción agrícola y el aumento de la pobreza. Las consecuencias más importantes para la salud derivadas de la sequía son la malnutrición y el hambre, las enfermedades de origen hídrico y el aumento de otras enfermedades infecciosas, respiratorias y lesiones por quemaduras».

El doctor García Navarro relaciona los niveles de contaminación del aire, el agua y el suelo y los disturbios climatológicos «con el incremento de enfermedades cardiovasculares, respiratorias, cáncer y alteraciones endocrinas». Además, añade que el movimiento de la población desde las zonas desérticas o las costas inundadas por el aumento del nivel del mar «cambiarán la geografía natural de ciertas enfermedades infecciosas».

El cambio climático está socavando muchos de los determinantes sociales de la buena salud, como los medios de subsistencia, la igualdad y al acceso a la atención de salud.

Pilar Arrazola confía en que ante esta perspectiva se tomen medidas. «A corto y medio plazo, los efectos del cambio climático sobre la salud vendrán determinados principalmente por la vulnerabilidad de las poblaciones, su resiliencia al ritmo actual del cambio climático y el alcance y el ritmo de la adaptación. A más largo plazo, los efectos dependerán cada vez más de la prudencia con la que se tomen ahora medidas transformadoras para reducir las emisiones y evitar que se alcancen umbrales de temperatura peligrosos.»

Nos sale a devolver

Según la Organización Mundial de la Salud, los beneficios derivados de la lucha contra el cambio climático duplicarían los costes de las políticas mundiales de «mitigación». Vamos, que la relación coste/beneficio es ventajosa para una inversión que de momento es sólo un compromiso.

Las cuentas son las siguientes: la exposición a la contaminación atmosférica causa anualmente siete millones de muertes prematuras en todo el mundo y provoca pérdidas superiores a los cinco billones de dólares en términos de bienestar. Esto, repito, según la OMS, que calcula además que en los quince países con mayores emisiones de gases de efecto invernadero, las consecuencias sanitarias de la contaminación representan más del 4 por ciento del PIB. Hasta ahora, el compromiso mundial según los acuerdos de París es del 1 por ciento. Si con eso se consigue evitar perder el 4 por ciento, vamos por el buen camino.

Sin duda, nos sale a devolver.

Algo nuestro, algo de todos. ¿Un inmunofitness global?

El mundo está cambiando muy rápidamente. La tecnología supera a la biología, y nuestros hábitos de consumo, alimentación y relación nos alejan del ideal de salud global e individual. Hemos hecho méritos suficientes para tener que asumir responsabilidades por el cambio o la emergencia climáticos de los que podemos no sentirnos individualmente responsables, pero a los que hemos contribuido como parte de una civilización que ha creído poder progresar y mantenerse eternamente pese a acabar con los recursos del planeta en el que vive. Yuval Noah Harari define en sus obras al *Homo sapiens* como un depredador, como alguien que en todas las épocas de su existencia ha minado el planeta que habitaba con todas las posibilidades a su alcance. Y lo somos, sí. Pero tenemos la oportunidad de aprender de errores y enmendar la situación.

Aunque sólo sea porque lo que tenemos por delante requiere que cambiemos algunas actitudes.

No es la primera vez que dejo escrito aquí que no soy tan ingenuo como para pensar que un solo gesto, un libro, unos hábitos individuales o un compromiso personal pueden cambiar el mundo, pero todos sabemos que toda la vida empieza por una semilla y la misma puede y debe estar en cada uno de nosotros.

No he escrito todas estas páginas que has compartido conmigo, amabilísimo lector o amabilísima lectora, con intención de venderte nada o hacer proselitismo de una mirada singular (y, por ello, necesariamente parcial) del mundo en el que vivo. Lo que he pretendido es compartir mi convicción de que se puede vivir mejor y más tiempo si uno presta atención y tiene voluntad. Que seas como seas, estés como estés y vivas como vivas, ames como ames, hables como hables, quieras estar sano. Y que esa ambición universal puede convertirse en objetivo alcanzable si te tomas en serio que tu salud física y mental, lo que conserva y vigila tu sistema inmunitario, se pueden entrenar simplemente con disciplina, ambición y un poquito de amor propio.

Pero creo también que desde esa acción individual y generosa para con uno mismo se puede transmitir a tu alrededor una visión del mundo en el que la salud ocupe un lugar primordial, se contemple como un todo en una Naturaleza viva y abierta y se trabaje para que esa forma de ver el mundo y de vivir alcance la mayor dimensión posible.

Todos los grandes viajes comienzan con un paso. Desde aquí quizá tú puedas dar el primero.

Suerte. Y salud.

Agradecimientos

Sin Marina, que tiene nombre de aventura, nunca habría iniciado ni culminado ésta.

La inmunóloga y catedrática de la Universidad de Santiago, África González Fernández, me regaló sabiduría y tiempo y se tomó la molestia de corregirme los textos con paciencia de docente entregada. Gracias, profe.

La doctora Pilar Arrazola, especialista en Medicina Preventiva, respondió a mis preguntas y mi insistencia sin prevención alguna, convencida de que divulgar salud es también su compromiso. El mismo espíritu y la misma energía que comparte con la doctora Rocío Práxedes, experta en nutrición y dietista nutricionista del Hospital Quirón Salud de Valencia, que llenó de ciencia mi idea de una alimentación saludable.

El presidente de la Sociedad Española de Geriatría y Gerontología, el doctor José Augusto García Navarro, y su colega, Marcos López-Hoyos, al frente de la Sociedad Española de Inmunología, me atendieron y explicaron muchos de los conceptos que aquí se vierten, sin que quepa por ello hacerles responsables de los errores de interpretación que este periodista pueda haber cometido.

David Alonso, fisioterapeuta experto en hidroterapia,

fue mi primer guía para descubrir los efectos reales del agua fría en el organismo.

Ana MacDonnell y Guillermo Felices estuvieron donde siempre: en su sitio, arrancando y atentos al viaje.

Sandra, mi amada compañera de vida, sostuvo la guardia ante la puerta del cuarto de cristal en que me encerré para el último tirón de este trabajo.

Mi abuelo, Eduardo Lucas Noriega, que está y estará en todo lo que escribo y escribiré.

Ana Lucas me guió por el mundo del té y, como siempre, me inspiró con lo luminoso de sus textos poéticos.

Zen y Lúa, que no sólo me acompañan en todos los baños, emboscamientos y demás recorridos singulares que aquí he retratado, sino que han estado a mis pies o sobre mis rodillas en muchos de los momentos de trabajo sobre este libro.

Y, cómo no, mi gratitud eterna a Max, Bel-la, Magnum, Diana y Zeus, mis caballos medio salvajes, y al viejecito Almíbar. Todos ellos amplían mi vida por impensables horizontes de naturaleza con sólo mirarme a los ojos.

Bibliografía

Álava, Silvia, *¿Por qué no soy feliz?*, HarperCollins, Barcelona, 2021.

Almendral, Graziella, *Vacunas: cuando los seres humanos ganamos la guerra invisible*, Ediciones Urano, Barcelona, 2021.

Arponen, Sari, *El sistema inmunitario por fin sale del armario*, Alienta Editorial, Barcelona, 2022.

Dettmer, Philipp, *Inmune: un viaje al misterioso sistema que te mantiene vivo*, Ediciones Deusto, Barcelona, 2022.

Easwaran, Eknath, *Meditacion: ocho puntos para transformar la vida*, Herder, Barcelona, 1995.

Goldberg, Natalie, *El gozo de escribir: el arte de la escritura creativa*, La Liebre de Marzo, Barcelona, 2003.

Goleman, Daniel, *La meditación y los estados superiores de consciencia*, Sirio, Málaga, 2000.

González Fernández, África, *Inmuno power: Conoce y fortalece tus defensas*, La Esfera de los Libros, Barcelona, 2021.

Hernández Bascuñana, María, *Vitaminados: Disfruta de una vida más saludable gracias a la vitamina D*, Alienta Editorial, Barcelona, 2010.

Martinón-Torres, María, *Homo imperfectus: ¿Por qué seguimos enfermando a pesar de la evolución?*, Destino, Barcelona, 2022.

Nestor, James, *Respira: La nueva ciencia de un arte olvidado*, Planeta, Barcelona, 2001.

Otero, Olalla, *El revolucionario mundo de los probióticos: Qué son, cómo funcionan y para qué sirven*, Alienta Editorial, Barcelona, 2022.

Rinpoché, Bokar, *La puerta del sentido definitivo: Instrucciones para la meditación*, Ediciones Chabsel, Málaga, 2000.

Rojas Marcos, Luis, *Optimismo y salud*, Grijalbo, Barcelona, 2020.

Søberg, Susanna, *Baños en aguas frías*, Alienta Editorial, Barcelona, 2022.

Soler, Jordi, *Mapa secreto del bosque*, Debate, Barcelona, 2019.

Walker, Matthew, *Por qué dormimos*, Capitán Swing, Madrid, 2019.

Yong, Ed, *Yo contengo multitudes*, Debate, Barcelona, 2017.